Frauenärztliche Taschenbücher

Herausgeber: W. Straube und Th. Römer

Bernd Th. Krause · Doris Grabow

Vaginalsonographie in der Gynäkologie

W
DE
G

Walter de Gruyter
Berlin · New York 1999

Autoren
PD Dr. Bernd Th. Krause
Gemeinschaftspraxis Beckien/Krause
Neubrückenstr. 35–37
48143 Münster

Dr. Doris Grabow
Klinik und Poliklinik
für Frauenheilkunde
und Geburtshilfe
Ernst Moritz Arndt Universität
Wollweberstr. 1
17487 Greifswald

Die Deutsche Bibliothek – CIP-Einheitsaufnahme

Krause, Bernd Th.:
Vaginalsonographie in der Gynäkologie / Bernd Th. Krause ; Doris
Grabow. – Berlin ; New York : de Gruyter, 1999
(Frauenärztliche Taschenbücher)
ISBN 3-11-014672-X

Der Verlag hat für die Wiedergabe aller in diesem Buch enthaltenen Informationen
(Programme, Verfahren, Mengen, Dosierungen, Applikationen etc.) mit Autoren
und Herausgebern große Mühe darauf verwandt, diese Angaben genau entspre-
chend dem Wissensstand bei Fertigstellung des Werkes abzudrucken. Trotz sorgfäl-
tiger Manuskriptherstellung und Korrektur des Satzes können Fehler nicht ganz
ausgeschlossen werden. Autoren bzw. Herausgeber und Verlag übernehmen
infolgedessen keine Verantwortung und keine daraus folgende oder sonstige Haf-
tung, die auf irgendeine Art aus der Benutzung der in dem Werk enthaltenen Informationen oder Teilen davon entsteht.
Die Wiedergabe von Gebrauchsnamen, Handelsnamen, Warenbezeichnungen
und dergleichen in diesem Buch berechtigt nicht zu der Annahme, daß solche
Namen ohne weiteres von jedermann benutzt werden dürfen. Vielmehr handelt
es sich häufig um gesetzlich geschützte, eingetragene Warenzeichen, auch wenn
sie nicht eigens als solche gekennzeichnet sind.

Textkonvertierung, Reproduktion, Druck, buchbinderische Verarbeitung: Druck-
haus Thomas Müntzer GmbH, Bad Langensalza – Umschlagentwurf: Rudolf Hübler,
Berlin
Printed in Germany

Zum Geleit

Das vorliegende Bändchen – gewissermaßen in der Pole-Position der „Frauenärztlichen Taschenbücher" – folgt einem Konzept, das 1994 mit dem „Sonographischen Wegweiser für Frauenärzte" begonnen wurde. Mit diesem Konzept soll dem unmittelbar „vor Ort" tätigen Gynäkologen – als Facharztkandidat in Weiterbildung und als Niedergelassener mit sehr beschränktem Zeitbudget für Fortbildung – eine wirkungsvolle und praxisnahe Orientierungshilfe an die Hand gegeben werden. Das bedeutet erstens: Ein Taschenbuch, das auch tatsächlich in die Kitteltasche paßt; zweitens: Instruktives Bildmaterial hat Vorrang vor dem Text, der auf das zum Verständnis Notwendige begrenzt ist. Schließlich drittens: Trotz der Kürze wird eine gewisse Vollständigkeit für einen abgegrenzten Sektor angestrebt. Bezog sich der „Wegweiser" von 1994 auf die Schwangerschaft, so hat dieses Werk die Vaginalsonographie der weiblichen Beckenorgane einschließlich der Extrauteringravidität zum Inhalt. Weitere spezielle Anwendungsformen des diagnostischen Ultraschalls in der Frauenheilkunde, wie zum Beispiel die Mammasonographie, werden in dieser Reihe eine gesonderte Darstellung erfahren.

In einer sich mit atemberaubendem Tempo entwickelnden Multimedia-Welt ist das Buch immer noch und wahrscheinlich noch lange ein Medium von hohem Rang. Selbst Bill Gates liest nur Bücher aus Papier, schrieb kürzlich eine große Tageszeitung.

Greifswald, Köln und Berlin, im Juli 1999
Herausgeber und Verlag

Vorwort

Kaum ein anderes Teilgebiet innerhalb der Gynäkologie hat in den letzten Jahren eine derart rasante Verbreitung gefunden wie die Vaginalsonographie.

Durch die leichte Erreichbarkeit und direkte Plazierung in der Nähe der zu untersuchenden Organe können Schallköpfe mit höherer Frequenz zum Einsatz kommen, die eine wesentlich bessere Auflösung und Darstellung der Organe erlauben, als dies bei der Abdominalsonographie des kleinen Beckens möglich war.

Bei entsprechender Geräteausstattung und Erfahrung des Untersuchers ist die Vaginalsonographie durchaus eine echte Alternative zur Computertomographie des kleinen Beckens und erbringt zumindest gleichgute Resultate.

Das Büchlein ist in erster Linie zum täglichen Einsatz für die Kitteltasche gedacht. Das Hauptaugenmerk liegt auf den Abbildungen. Der Text wurde auf das notwendige Maß reduziert, um einige Erläuterungen zu den Abbildungen zu geben.

An dieser Stelle ist es den Autoren ein Bedürfnis, Dank zu sagen, Herrn Prof. Dr. med. W. Straube für die Betreuung des Projektes, den Kollegen Drs. Petra Schröder und Sylke Möller für die Hilfe bei der Erarbeitung des Bildmaterials, Herrn Lange von der Firma Siemens für die Bereitstellung der Datenerfassungstechnik sowie Herrn Priv.-Doz. Dr. Radke und Herrn Dr. Kleine vom Walter de Gruyter Verlag für die geduldige und allseits fruchtbare Zusammenarbeit.

Bernd Th. Krause
Doris Grabow

Inhalt

1. Gynäkologische Sonographie – Zugangswege zum inneren Genitale

1.1 Abdomineller Untersuchungsgang

Für die gynäkologische Sonographie ist dieser Weg nur in bestimmten Situationen hilfreich, z. B. bei einer Virgo intacta oder großen Tumoren, welche über die Grenzen des kleinen Beckens hinausreichen. Die Lagerung der Patientin kann auf einer Liege erfolgen. Bei der Beurteilung des normalen Genitale ist hier eine extrem gefüllte Harnblase notwendig. Von Vorteil ist die Möglichkeit der gleichzeitigen Beurteilung von Leber (Metastasen) und Nieren (Abflußbehinderung) sowie der Nachweis von Aszites, z. B. bei großen Tumoren in einem Untersuchungsgang.

1.2 Vaginaler Untersuchungsgang

Die Sonographie erfolgt am besten im Zusammenhang mit einer gynäkologischen Untersuchung auf einem Untersuchungsstuhl. Die Lagerung der Patientin auf einer Liege führt zu einer deutlich eingeschränkten Bewegungsfreiheit der Sonde. Die Harnblase sollte vorher entleert werden, außer bei einem Zustand nach Hysterektomie – hier ist eine leicht gefüllte Harnblase zur Orientierung oft hilfreich. Die Sonde wird mit einem medizinischen Kondom überzogen, welches zuvor mit einer ca. wallnußgroßen Portion Sonographie-Gel gefüllt wurde. Die so präparierte Sonde kann an der Spitze in ein Gleitmittel, z. B. Vitamin A-Öl eingetaucht werden. Falls notwendig, erleichtert ein Spreizen der Labien die schonende Einführung der Sonde. Zuerst erfolgt das Aufsuchen des Uterus und dessen Darstellung im Längs- und Querschnitt. Anschließend wird das gesamte Becken mit den Ovarien, den großen Beckenwandgefäßen und eventuell weiterer interessierender Strukturen in Längs-, Quer- oder Schrägschnitten betrachtet. Eine Darstellung der normalen Tuben gelingt im allgemeinen nicht.

1.3 Schnittbildwiedergabe bei der Transvaginalsonographie

Bei der Transvaginalsonographie (TVS) sind bestimmte Konventionen bei der Bildwiedergabe notwendig, um auch anderen Betrachtern eine eindeutige Zuordnung von Befunden zu ermöglichen.

Die Bildwiedergabe bei der TVS erfolgt grundsätzlich durch einen Bildaufbau von oben nach unten. Der untere Bildanteil entspricht dabei stets dem schallkopfnah, der obere Bildanteil stets dem schallkopffern gelegenen Anteil des kleinen Beckens. In Längs- oder Sagittalschnitten wird die ventrale Körperhälfte stets links und die dorsale Körperhälfte stets rechts auf dem Monitor (Printerausdruck) abgebildet.

In Quer- oder Frontalschnitten wird die rechte Körperhälfte des Patienten links auf dem Monitor und die linke Seite des Patienten rechts auf dem Monitor dargestellt. Die in diesem Büchlein abgebildeten Sonogramme entsprechen den oben beschriebenen Prinzipien bei der Schnittbildwiedergabe, da international bisher noch keine Verständigung über eine einheitliche Normierung der transvaginalsonographischen Schnittbildebenen erzielt werden konnte.

1.4 Vorteile der Transvaginalsonographie

Durch die intravaginale Plazierung der Sonde können die Organe und Strukturen des kleinen Beckens unmittelbar beurteilt werden. Eine gefüllte Harnblase als Schallfenster ist nicht mehr notwendig. Da die notwendige Eindringtiefe der Ultraschallstrahlen nur wenige Zentimeter beträgt, können bei der TVS höhere Schallfrequenzen zwischen 5 und 7,5 MHz zur Anwendung kommen, wodurch eine noch bessere Auflösung erreicht wird. Wesentlich mehr Informationen ergibt die TVS vor allem bei adipösen Patientinnen sowie bei tief im kleinen Becken liegenden oder in Adhäsionen eingebetteten Organen und Strukturen.

1.5 Nachteile der Transvaginalsonographie

Die Sonde muß den Introitus passieren, was bei intaktem Hymen oder atrophischen und engen Scheidenverhältnissen meist nicht möglich ist.

2. Normale Sonoanatomie des weiblichen Genitale

2.1 Lagebeziehungen im kleinen Becken

Für die Vaginalsonographie sind im Sinne der Reproduzierbarkeit und Vergleichbarkeit von Befunden bestimmte Konventionen notwendig.

Das Ultraschallgerät sollte so eingestellt werden, daß im Horizontalschnitt die rechte Patientenseite links und die linke Patientenseite rechts auf dem Monitor dargestellt sind. Im Längsschnitt wird dann die ventrale Körperhälfte links und die dorsale Körperhälfte rechts auf dem Monitor dargestellt. Dabei ist zu beachten, daß in diesen Fällen vom Betrachter ausgegangen wird. Dies bedeutet z. B. daß ein anteflektierter Uterus mit dem Fundus nach links zeigt.

Während ein normalgroßer Uterus im allgemeinen problemlos darzustellen ist, kann das Auffinden der Ovarien unter Umständen Schwierigkeiten bereiten. Man findet sie zumeist in der sog. Referenzebene. Dazu werden am lateralen Bildrand die Iliakalgefäße dargestellt und dann der Schallkopf in Richtung Blasenzipfel geschwenkt.

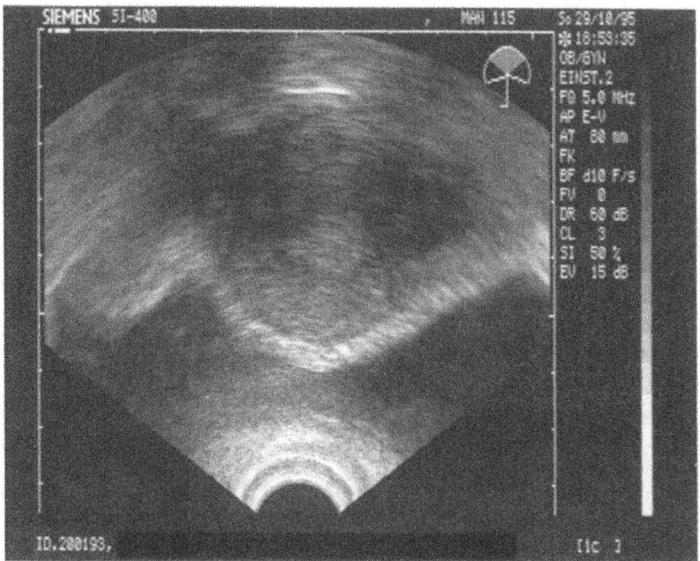

Querschnitt durch das Corpus uteri. Der Uterus ist anteflektiert, ruht auf der leicht gefüllten Harnblase und wölbt deren Hinterwand deutlich vor.

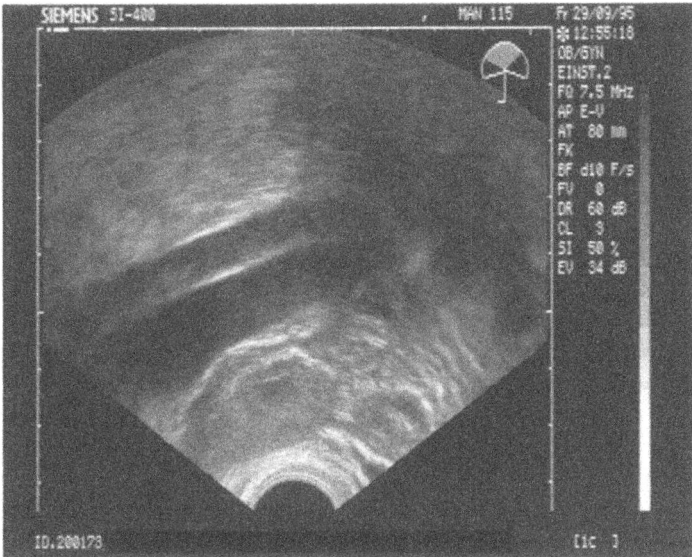

Das rechte Ovar mit einem kleinen Follikel ist in der typischen Referenzebene dargestellt. Man erkennt über dem Ovar die Vena und Arteria iliaca externa.

2.2 Uterus

Der normale Uterus der fertilen Frau hat folgende Maße:

Portio-Fundus-Länge	7,5–9 cm
Korpusdicke	4–5 cm
Korpusbreite	5–6 cm
Zervixbreite	2,5–3 cm.

Die Uterusgröße kann natürlich variieren und ist von Alter, Parität und hormoneller Situation abhängig. Das Myometrium ist gleichförmig strukturiert, das Endometrium unterliegt im Zyklus typischen Veränderungen, welche sich auch im Ultraschallbild wiederspiegeln.

Wichtiger als die Bestimmung von Größe und Lage sind die Beurteilung der äußeren Begrenzung, der Binnenstruktur, der Endometriumdicke und -form, die Abgrenzung des Endometriums vom Myometrium sowie die Darstellung eines eventuell sichtbaren Cavumspaltes.

	Uteruslänge	Korpusdicke	Korpusbreite
2. Lebensjahr	2,4 cm	0,8 cm	1 cm
14. Lebensjahr	4 cm	1,2 cm	1,6 cm
Geschlechtsreife Nullipara	7 cm	3 cm	4 cm
Multipara	10 cm	5 cm	6 cm
Postmenopause	4,5 cm	1,5 cm	1,2 cm

2.2.1 Normaler Uterus

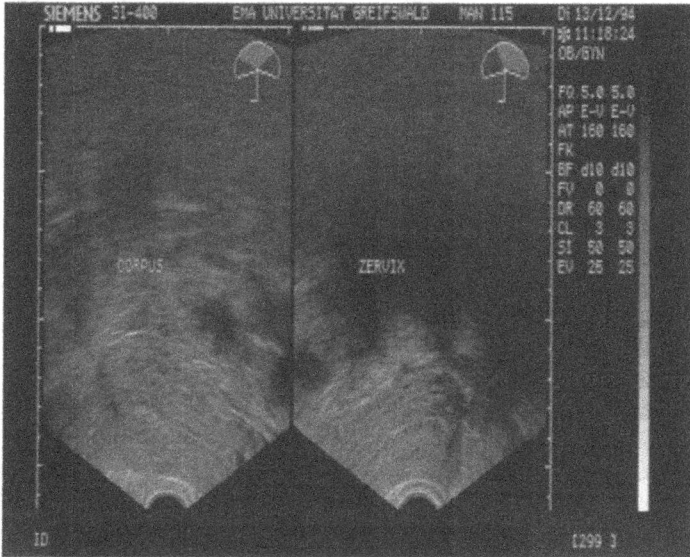

Längsschnitt durch den Uterus. Anteflektierter, normalgroßer Uterus einer fertilen Frau.

Linke Bildhälfte: Corpus uteri mit gleichförmig strukturiertem Myometrium und schmalem Endometriumstreifen.

Rechte Bildhälfte: Zervix uteri, das Endometrium geht strichförmig in die Zervixschleimhaut über.

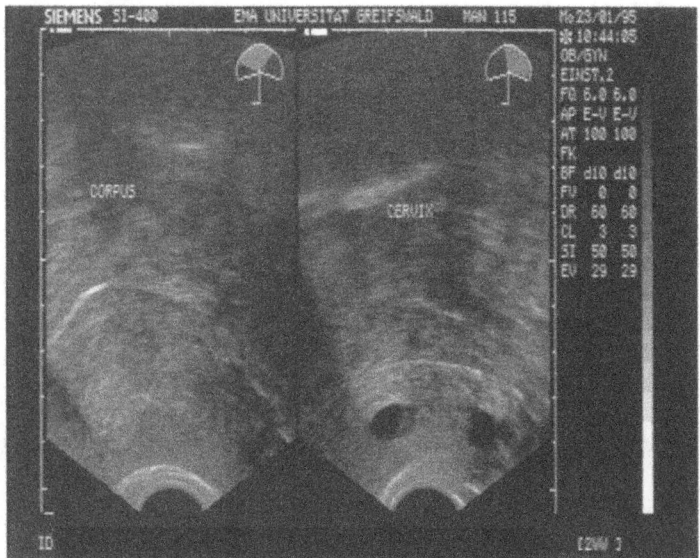

Zervixretentionszysten. Längsschnitt durch den Uterus.

Die linke Bildhälfte zeigt das Corpus uteri.

Die rechte Bildhälfte zeigt die Zervix uteri mit zwei kleinen zystischen Gebilden, welche in der Zervixwand liegen. Die zystischen Gebilde sind glatt begrenzt, echoleer und gut von der Umgebung abgrenzbar.

DD: Zervixgravidität.

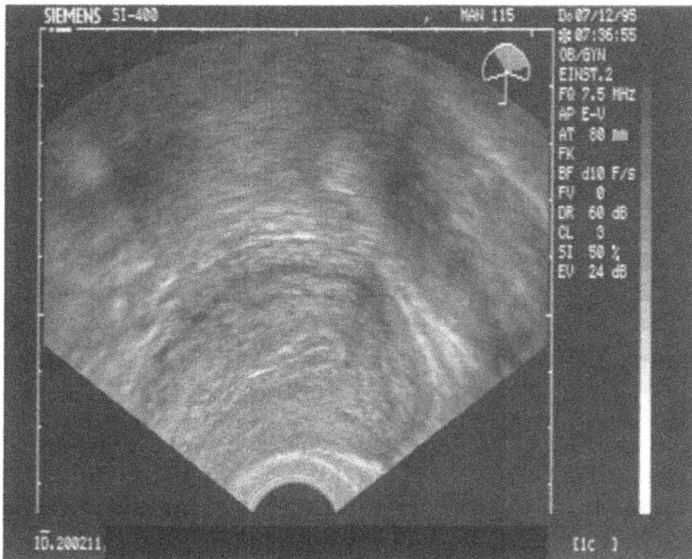

Längsschnitt durch den Uterus. Normalgroßer retroflektier-
ter Uterus mit präovulatorischem Endometrium.

2.2.2 Normale IUP-Lage

Eine Kontrolle der IUP-Lage sollte nach jeder IUP-Einlage bzw. jedem IUP-Wechsel erfolgen sowie bei liegendem IUP einmal im Jahr.

Eine korrekte IUP-Lage wird durch folgende Meßpunkte beurteilt:

1. IUP-Fundusabstand   Abstand zwischen IUP-Spitze und Fundusaußenseite (maximal 20 mm)

2. freie Endometriumstrecke   Abstand zwischen IUP-Spitze und Endometriumgrenze im Fundus (maximal 6 mm).

Beim IUP-Fundusabstand muß eine unterschiedlich dicke Uteruswand beachtet werden. Deshalb ist die Bestimmung der freien Endometriumstrecke sicherer.

Jedes IUP wirft einen großen Schallschatten, deshalb ist bei liegendem IUP keine Endometriumbeurteilung möglich.

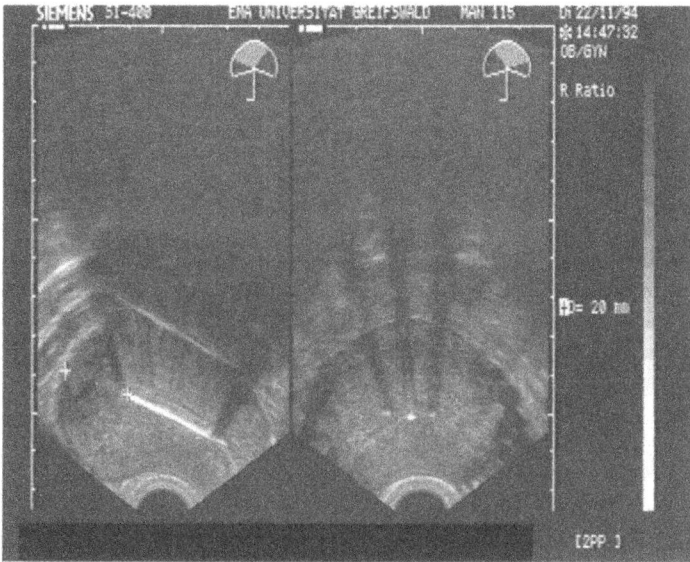

Längs- (linke Bildhälfte) und Querschnitt (rechte Bildhälfte) durch einen anteflektierten Uterus.

Im Längsschnitt erkennt man die korrekture Lage des IUP's (20 mm IUP-Fundusabstand).

Im Querschnitt stellen sich die Arme des IUP's dar (Copper T).

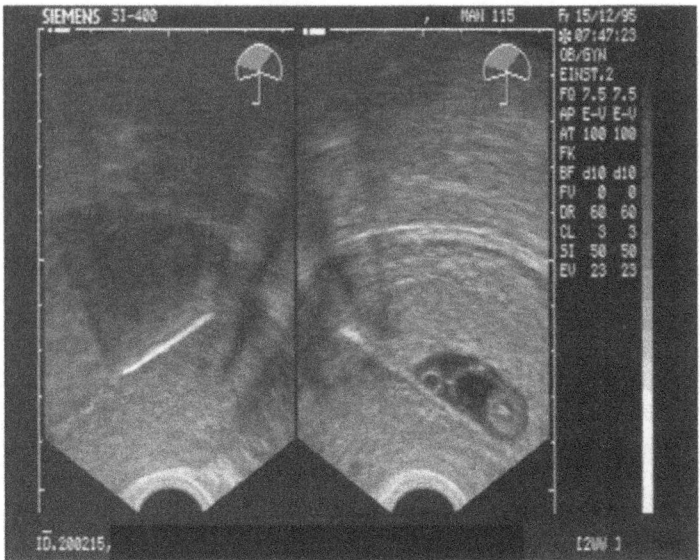

Längsschnitt durch den Uterus.

In der linken Bildhälfte erkennt man das regelrecht liegende IUP.

Im rechten Bildteil kommt die IUP-Spitze (heller Punkt) zur Darstellung sowie eine intakte intrauterine Gravidität.

2.2.3 Disloziertes IUP

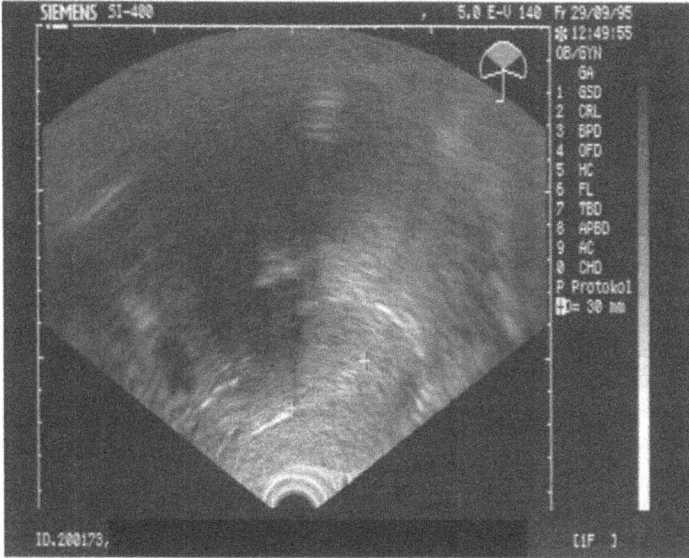

Längsschnitt durch den Uterus. Ein disloziertes IUP ist im unteren Korpusdrittel dargestellt. Die freie Endometriumstrecke beträgt 30 mm. Hier besteht kein kontrazeptiver Schutz mehr.

2.3 Ovarien

Die Ovarien einer geschlechtsreifen Frau sind praktisch immer von vaginal aus darstellbar. Ausnahmen davon sind ruhende Ovarien bei adipösen Patientinnen oder aber deutliche Flüssigkeitsansammlungen im kleinen Becken. In letzterem Fall befinden sich die Ovarien in der Flüssigkeit. Diese absorbiert den Ultraschall und wirkt optisch wie eine Mauer.

Die Größe der Ovarien beträgt während der fertilen Phase der Frau ca. $3 \times 1,5 \times 2$ cm. Aktive Ovarien sind immer durch mehrere Follikel unterschiedlicher Größe gekennzeichnet. Für die Lokalisation der Ovarien ist die sog. Referenzebene sinnvoll.

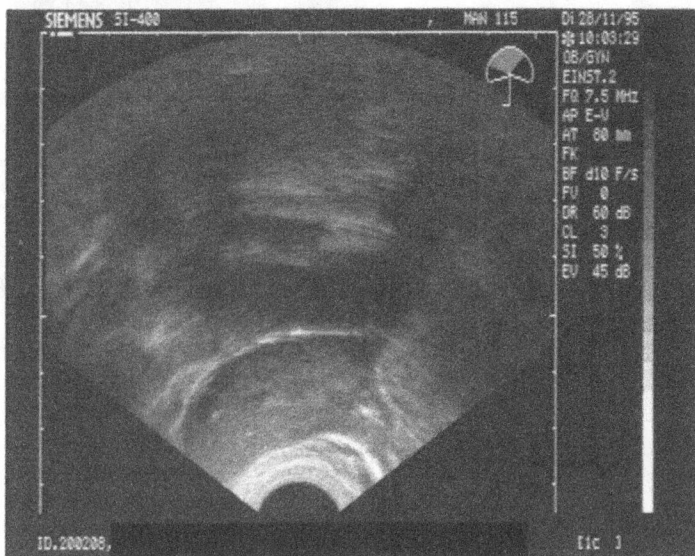

Längsschnitt durch ein normalgroßes rechtes Ovar mit kleinen follikulären Strukturen. Über dem Ovar erkennt man die Vasa iliaca.

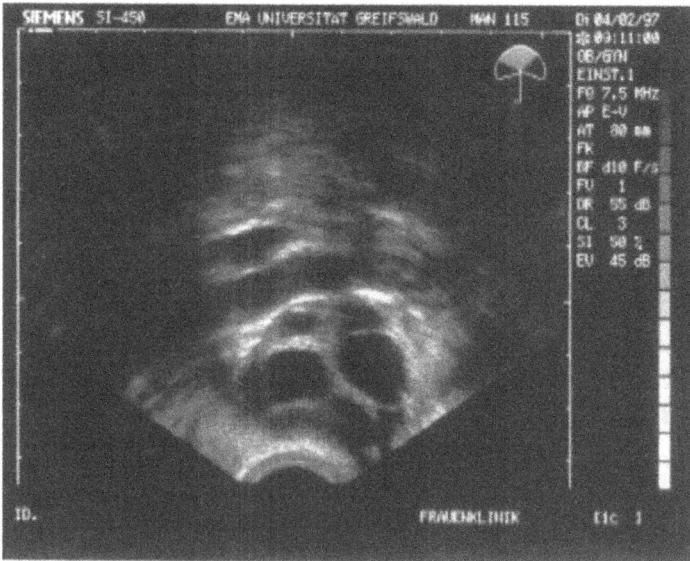

Das rechte Ovar ist schräg angeschnitten. Man erkennt 2 größere follikuläre Strukturen sowie mehrere kleine Follikel. Über dem Ovar sieht man die A. und V. iliaca externa.

2.4 Harnblase

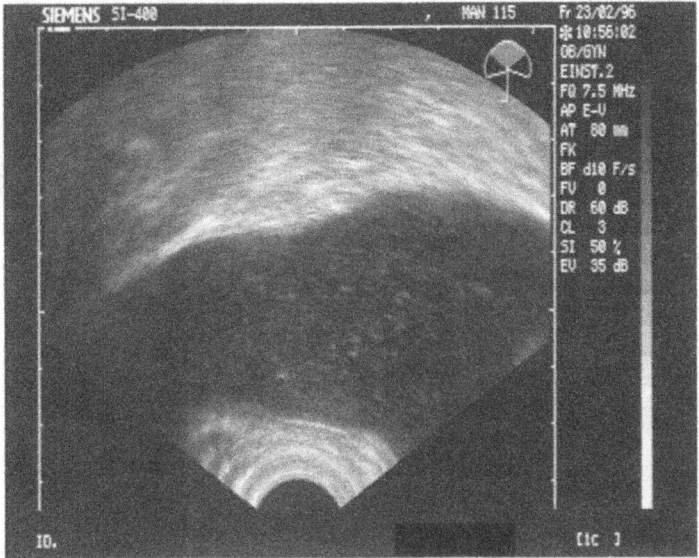

Die gut gefüllte Harnblase stellt sich als polygonales Gebilde dar. Sehr häufig sind kleine echoreiche Areale zu sehen. Die Abgrenzung zur Umgebung ist immer scharf. Durch die gefüllte Harnblase werden Uterus und Adnexe nach kranial und dorsal verdrängt und sind so wesentlich schwerer zu beurteilen.

2.5 Darm

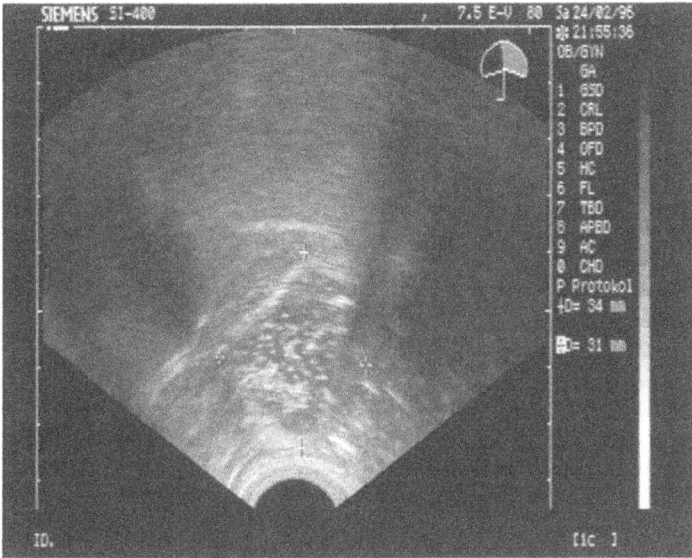

Querschnitt durch den Darm. Man erkennt ein rundliches echoreiches Gebilde mit typischem echoleeren Randsaum. Durch die Motorik der Darmschlingen sind diese leicht zu erkennen.

Vorsicht bei stehenden Darmschlingen!

2.6 Zyklusdiagnostik, Zyklusmonitoring

2.6.1 Zyklusmonitoring

Das Zyklusmonitoring ist für die Überwachung einer ovariellen Stimulationstherapie unverzichtbar. Durch diese einfache Untersuchung kann sehr schnell ein Eindruck über die laufende Behandlung und deren Fortschritt gewonnen werden. Besondere Beachtung kommt dabei der ovariellen Reaktion zu, da so frühzeitig eine zu hohe Dosierung der Hormonbehandlung erkannt wird.

I. Endometriumdicke
In der frühen Follikelphase ist das Endometrium strichförmig. Häufig finden sich noch Restblutmengen der abklingenden Regelblutung als leichte Hämatometra.

Im Verlaufe des Zyklus nimmt die Endometriumdicke ca. 1 mm pro Tag zu, und erreicht präovulatorisch Werte zwischen 8 und 14 mm, gelegentlich auch darüber (Ausnahme: Stimulationstherapie mit Clomifenzitrat).

In der Lutealphase wirkt das Endometrium gleichförmig strukturiert und echodichter durch die Gestagenwirkung. Bei hohen Steroidspiegeln finden sich häufig kleine Vakuolen (1 bis 4 mm Durchmesser) im Endometrium, diese werden schnell als Fruchtanlage fehlinterpretiert.

II. Follikulometrie
Die Follikulometrie ist neben der Bestimmung der Endometriumdicke ein wichtiger Bestandteil beim Zyklusmonitoring. Es werden **alle** Follikel in beiden Ovarien ab einer Größe von 8 bis 10 mm ausgemessen. Die Follikel wachsen ca. 2 mm pro Tag, ein ausgereifter präovulatorischer Follikel hat einen Durchmesser von ca. 18–20 mm.

Der Cumulus oophorus ist in ausgereiften Follikeln nur bei sehr guter Auflösung des Gerätes sichtbar.

DD: Gefäßquerschnitte, Zervixretentionszysten, kleine Ovarialzysten.

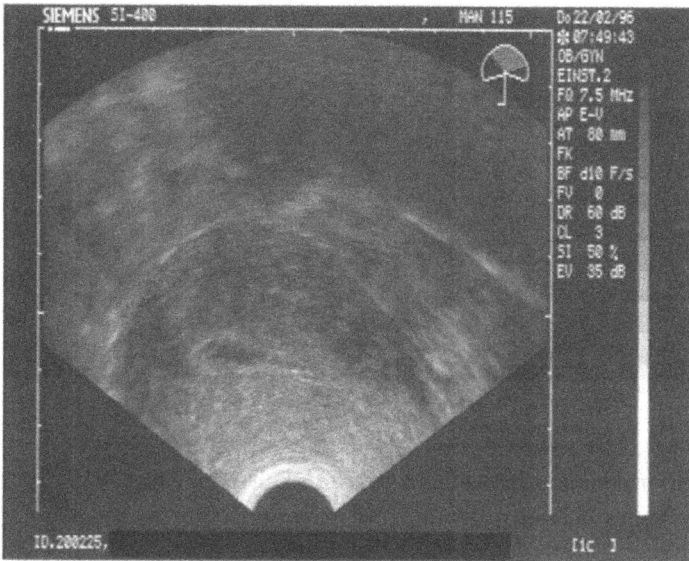

Endometrium – frühe Follikelphase. Längsschnitt durch einen anteflektierten Uterus. Das Cavum ist noch minimal dilatiert durch Restblutmengen. Das Endometrium ist strichförmig als Ausdruck niedriger Östrogenwerte.

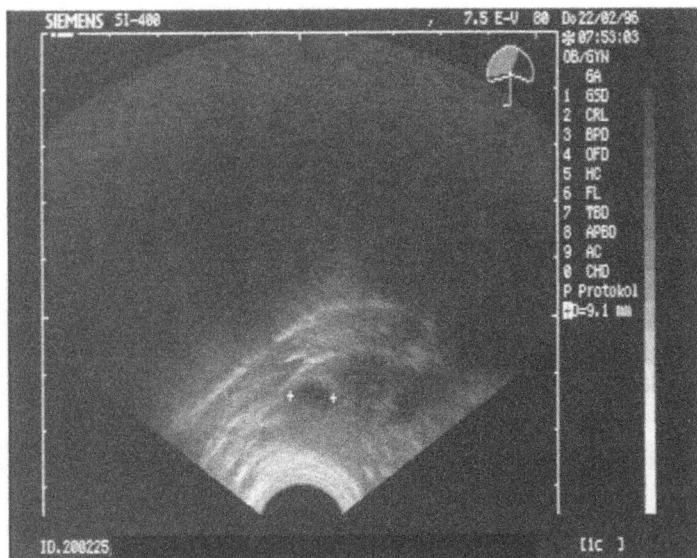

Follikulometrie – frühe Follikelphase. Das rechte Ovar trägt einen kleinen Follikel von 9,1 mm Durchmesser.

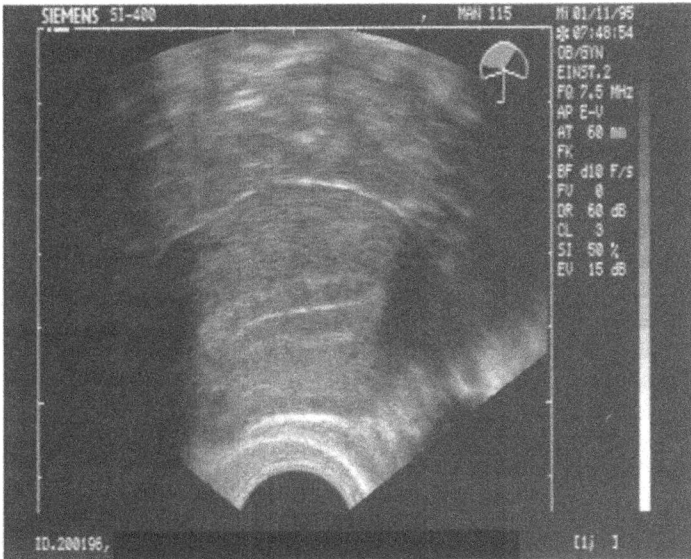

Endometrium – späte Follikelphase. Der Uterus ist im Längsschnitt dargestellt. Man erkennt das typische präovulatorische Schleimhautbild, ein echoarmes Endometrium mit hyperdensem Mittelstreifen.

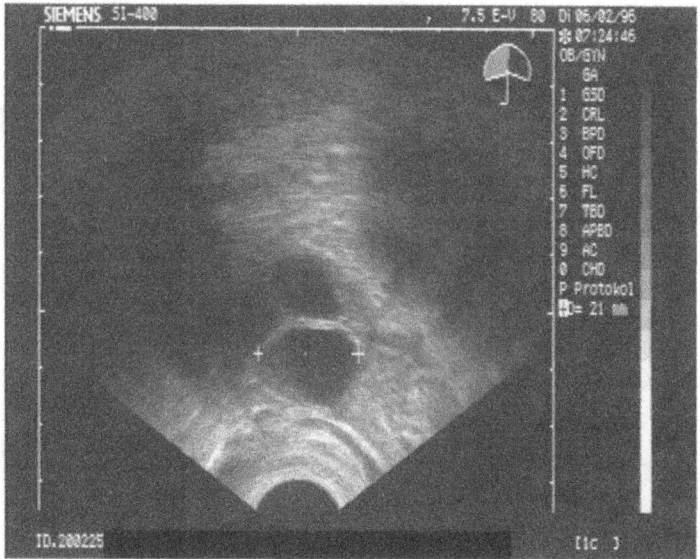

Follikulometrie – späte Follikelphase. Darstellung des rechten Ovars. Man erkennt neben 2 kleineren Follikeln den dominanten präovulatorischen Follikel mit einem Durchmesser von 21 mm.

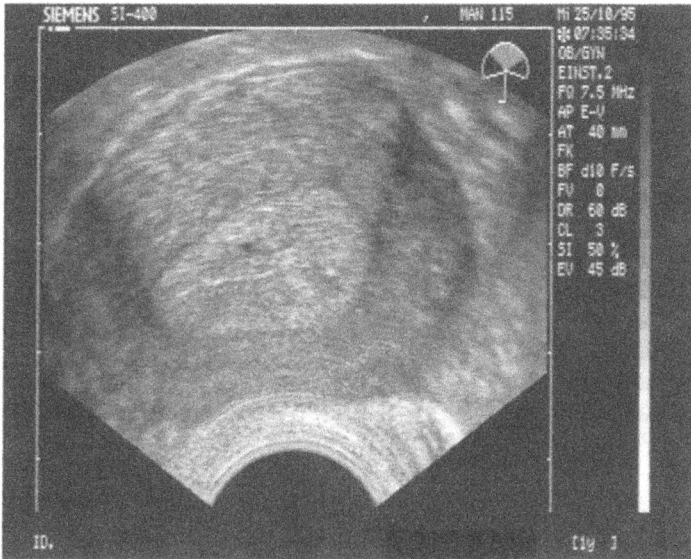

Endometrium – Lutealphase. Längsschnitt durch den Uterus. Das Endometrium wirkt gleichförmig strukturiert und echodichter durch die Gestagenwirkung. Man erkennt einen kleinen echoleeren Bezirk (Vakuole).

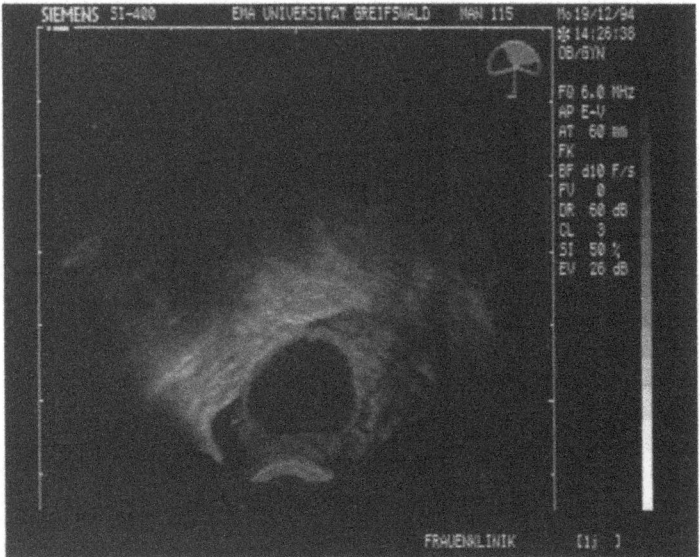

Ovar – Lutealphase. Querschnitt durch ein Corpus luteum. Man erkennt in der Bildmitte ein leicht entrundetes zystisches Gebilde mit teilweisen echoarmen Binnenstrukturen. Typisches Bild eines Corpus luteum.

DD: eingeblutete Ovarialzyste.

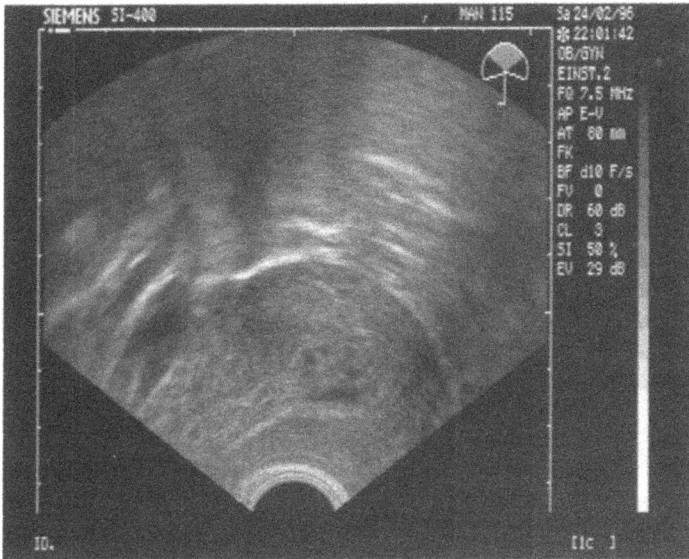

Endometrium – unmittelbar prämenstruell. Längsschnitt durch einen retroflektierten Uterus. Das Endometrium ist hoch aufgebaut. Im Fundus erscheint das Endometrium inhomogen strukturiert mit großen echoarmen bis echoleeren Anteilen. Die Regelblutung setzt ein.

2.6.2 Multifolllikuläre Reaktion

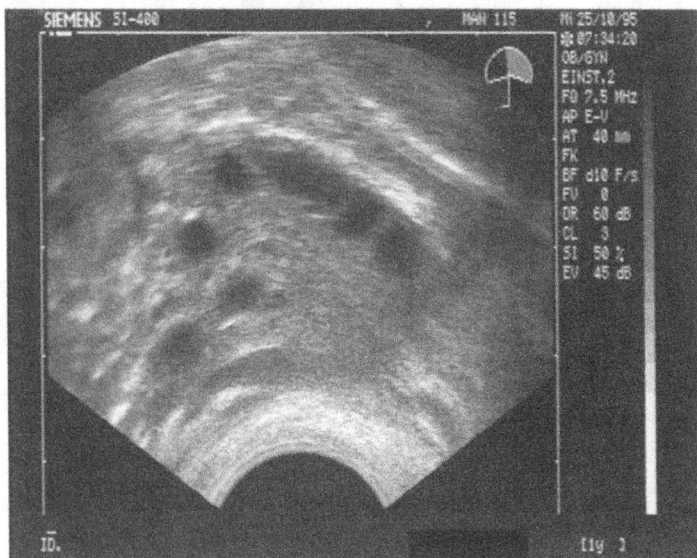

Darstellung des linken Ovars. Man erkennt zahlreiche Follikel unterschiedlicher Größe, das Stroma ist gering verbreitert. Die Follikel sind nicht perlschnurartig angeordnet. Im
allgemeinen ist eine multifollikuläre Reaktion nur während
einer laufenden Stimulationstherapie zu beobachten.

DD: PCO-Syndrom.

2.6.3 Drohende ovarielle Überstimulation

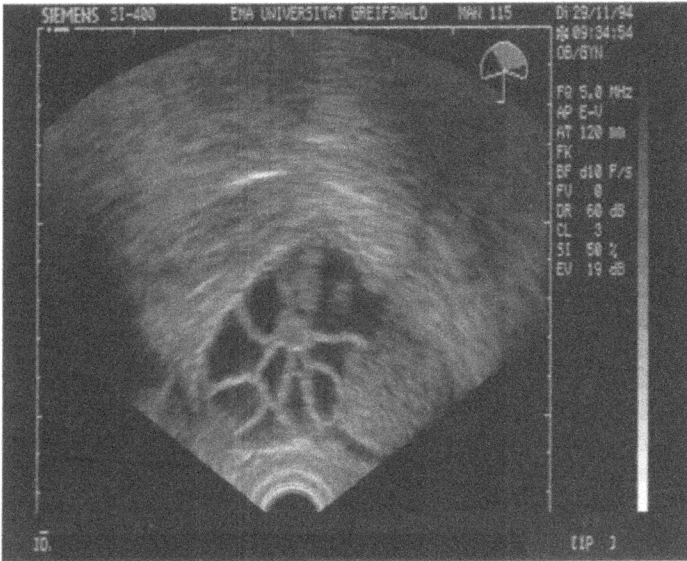

Darstellung des linken Ovars. Man erkennt zahlreiche unterschiedlich große Follikel. Die Gebilde sind zumeist echoleer, nach der Ovulation echoarm. Eine Überstimulation ist nur unter einer Stimulationstherapie nach HCG-Gabe oder extrem selten durch hormonaktive Ovarialtumore zu sehen.

DD: mehrkammriger Ovarialtumor.

2.7 Normale Befunde im Klimakterium

Der Uterus ist im allgemeinen klein. Häufig findet man kleine Kalkinseln (verkalkte Myome) im Uterus. Die Sondenlänge ist zumeist unter 8 cm und das Endometrium strichförmig (< 5 mm). Manchmal wird ein kleiner Cavumspalt gesehen (Serometra). Die Durchblutung ist deutlich reduziert.

Die Ovarien sind sehr häufig nicht darstellbar, besonders bei adipösen Patientinnen oder geblähten Darmschlingen. Die Größe der Ovarien überschreitet im allgemeinen nicht 2 × 1 × 0,5 cm. Es sind keine größeren follikulären Strukturen darstellbar, so daß die Ovarien ein relativ homogenes Echobild zeigen. Bei guter Auflösung des Gerätes sind kleine echoleere Gebilden um 1–2 mm Größe zu sehen. Die Abgrenzung der Ovarien von der Umgebung ist häufig sehr schwer.

2.7.1 Uterus im Klimakterium

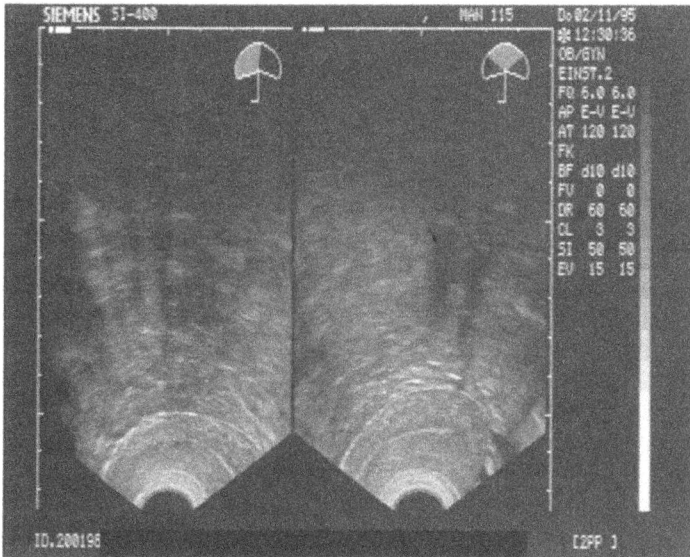

Längsschnitt durch den Uterus.

In der rechten Bildhälfte ist das Corpus uteri dargestellt, das Endometrium ist strichförmig.

In der linken Bildhälfte erkennt man den Übergang in die Zervix, das Endometriumbild bricht ab. Eine Darstellung der Zervixschleimhaut ist nicht möglich.

2.7.2 Ovarien im Klimakterium

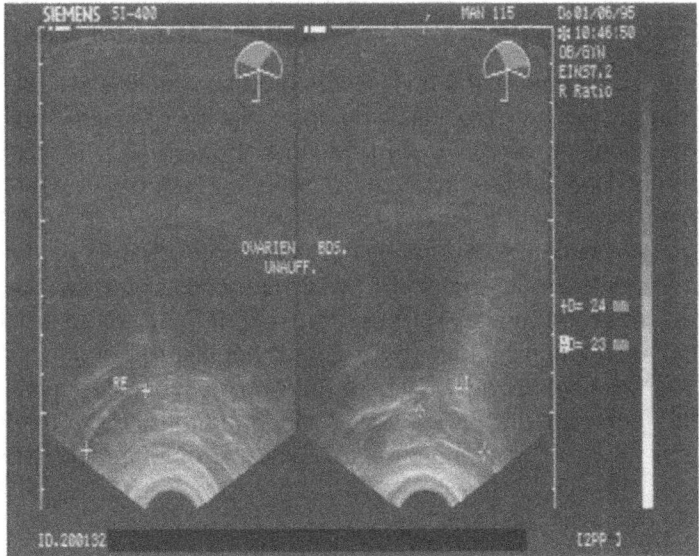

Darstellung der Ovarien bei einer postmenopausalen Patientin. Beide Ovarien sind deutlich kleiner und ohne größere follikuläre Strukturen.

3. Die Kontrasthysterosonographie

Die Kontrasthysterosonographie ist eine neuartige Methode zur Darstellung des Cavum uteri als auch der Tubenlumina. Dabei wird ein kleiner Katheter intrauterin plaziert und durch einen Ballon geblockt. Es ist hilfreich, ein selbsthaltendes Entenschnabelspekulum zu benutzen, um so den Katheter problemlos einführen zu können. Danach erfolgt eine vaginale Sonographie zur Lagekontrolle des Katheters und die Pertubation des Cavum uteri wie auch der Tuben mit einer speziellen Kontrastmittellösung. Dabei kommt es zu einer leichten Entfaltung des Cavum uteri, so daß Uterusanomalien auf diese Weise dargestellt werden können. Der Abfluß des Kontrastmittels über die Eileiter läßt sich im allgemeinen gut darstellen, so daß auch eine Aussage über die Durchgängigkeit der Eileiter getroffen werden kann. Insofern ist diese Methode gut geeignet, die Hysterosalpinographie zu ersetzen. Während der Instillation des Kontrastmittels kann es zu einem Tubenspasmus kommen. Nach Abwarten von etwa 3–5 min ist dieser im allgemeinen wieder abgeklungen; u. U. ist hier die Gabe von Diazepam notwendig.

In ersten Studien wurde die gute Aussagekraft dieser Methode bestätigt. Es fehlen jedoch noch die Erfahrungen in der breiten klinischen Anwendung.

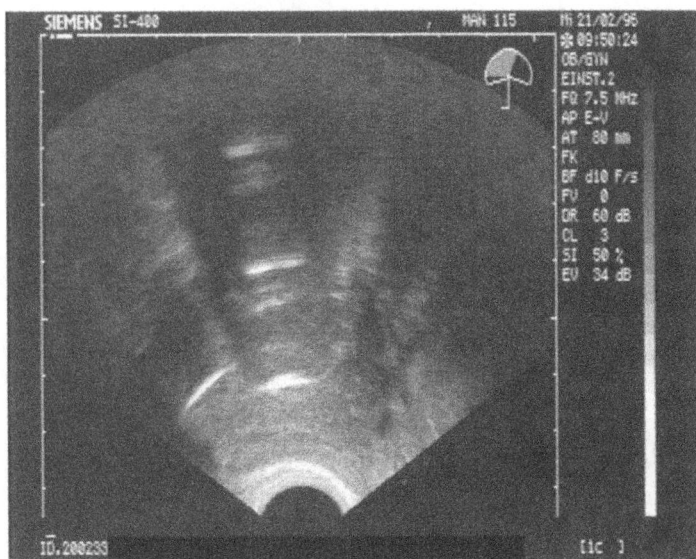

Längsschnitt durch den Uterus. Im Bild erkennt man in der Mitte den intrauterin eingelegten Ballon. Links daneben zeigt sich ein hyperreflexibler Streifen – der Katheter im Zervikalkanal.

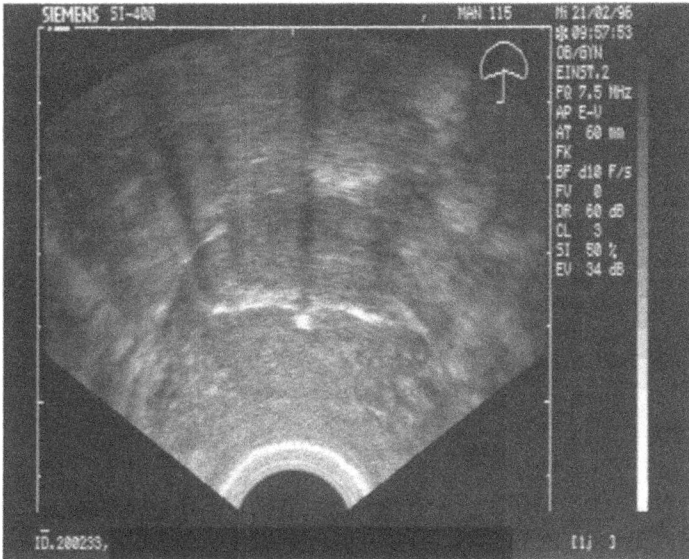

Querschnitt durch den Uterus. Das Cavum uteri beginnt sich mit Kontrastmittel zu füllen. Genau in der Mitte des Bildes ist die Katheterspitze zu sehen, welche einen Schallschatten wirft.

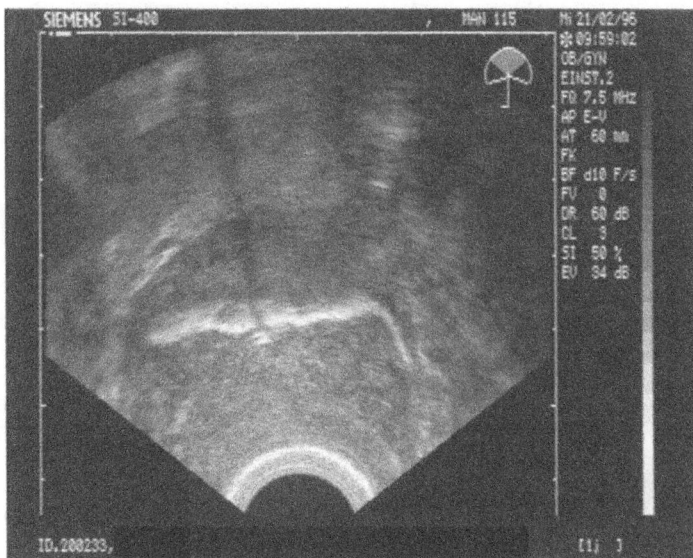

Querschnitt durch den Uterus. Das Cavum uteri ist im Fundusbereich entfaltet und erscheint glatt. Am rechten Bildrand ist der linke Tubenabgang als schmaler heller Streifen zu sehen.

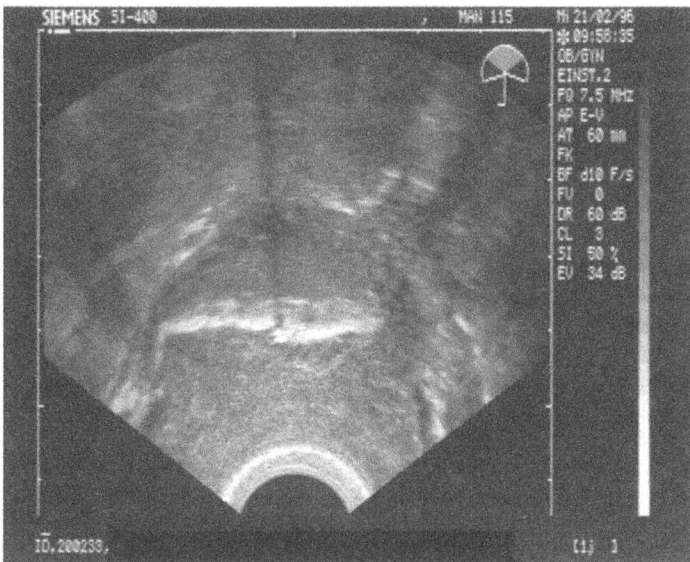

Querschnitt durch den Uterus derselben Patientin. Jetzt ist auf der linken Seite der Abgang der rechten Tube zu sehen. Das Cavum ist weiter entfaltet und erscheint glatt.

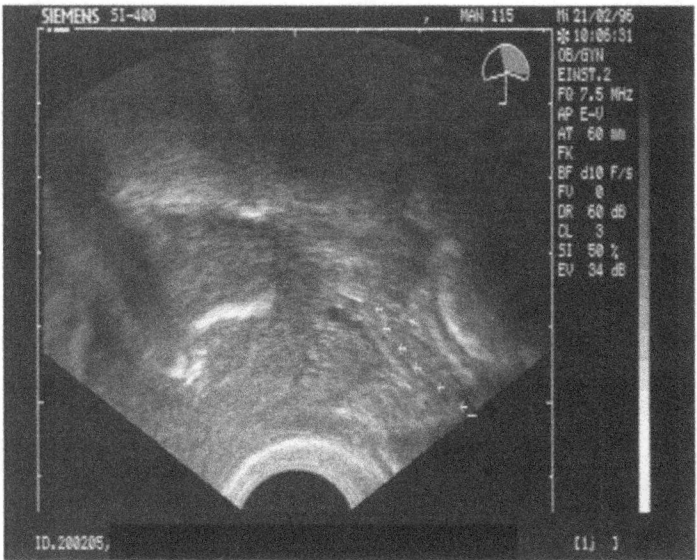

Schrägschnitt durch den Uterus. Im linken Bildteil ist das dilatierte Cavum zu sehen. Das Kontrastmittel verläuft bogenförmig um den Ballon des Katheters. Im rechten Bildteil ist die linke Tube dargestellt. Entlang der Pfeile sieht man einen zarten hellen Strich – dieser entspricht dem Tubenlumen.

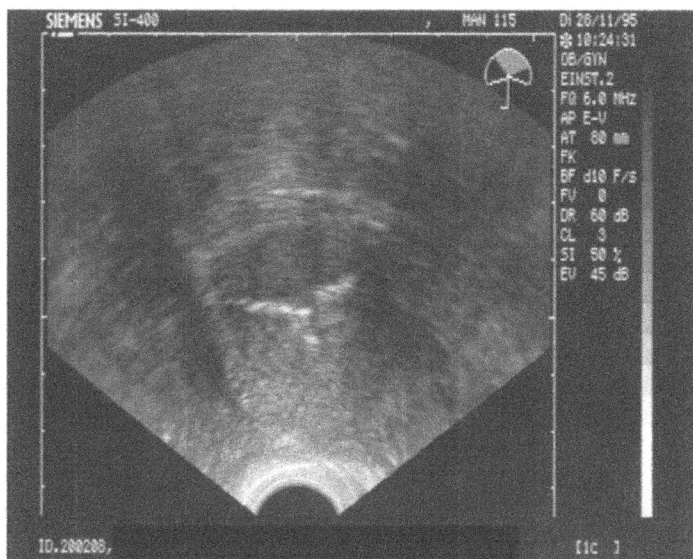

Querschnitt durch den Uterus einer Sterilitätspatientin. In der Mitte des Bildes T-förmig als hyperreflexibles Gebilde die Darstellung des Cavum uteri sowie der linke und rechte Übergang in die Tubenostien. Bei dieser Patientin kommt es nicht zum Austritt von Kontrastmittel in die Eileiter. Es besteht ein intramuraler Tubenverschluß beidseits.

4. Pathologische Sonoanatomie des weiblichen Genitale

4.1 Benigne Veränderungen des Uterus

4.1.1 Uterus myomatosus

Der Uterus myomatosus läßt sich im allgemeinen sehr gut darstellen. Die Abgrenzung der Myome zum Myometrium ist problemlos möglich, da Myome zumeist hypodenser sind als das umgebende Myometrium. Dadurch ist eine gute Größenkontrolle gegeben.

Die Übergänge zwischen einer submukösen, intramuralen und subserösen Lokalisation können fließend sein. Bei gestielten subserösen Myomen kann die Abgrenzung zu Ovarialtumoren schwierig werden.

Intraligamentäre Myome sind selten und imponieren häufig wie subseröse Myome. Bei zystischen Strukturen im Myom sollte an eine Myomnekrose gedacht werden.

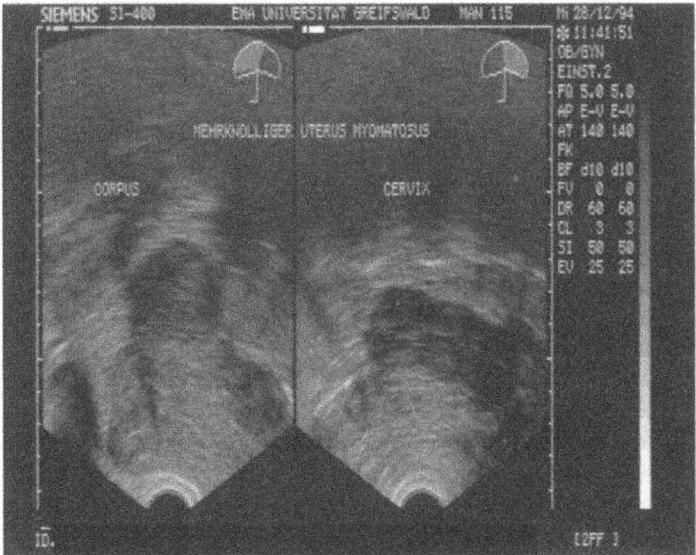

Subseröses Hinterwandmyom. Längsschnitt durch einen Uterus.

In der linken Bildhälfte erkennt man einen normalgroßen anteflektierten Uterus mit fundusnahem subserösen Hinterwandmyom sowie einem kleinen intramuralen Myom. Die Lokalisation des subserösen Myoms ist typischerweise neben dem Uterus mit unmittelbarer Beziehung zum Corpus uteri. Das Echomuster ist ähnlich dem des Myometriums.

In der rechten Bildhälfte ist die Zervix uteri dargestellt mit mehreren nebeneinander liegenden subserösen Hinterwandmyomen.

Für die Differentialdiagnose ist die Darstellung beider Ovarien wichtig.

DD: solider Ovarialtumor
Beckenniere
Uterusmalformation.

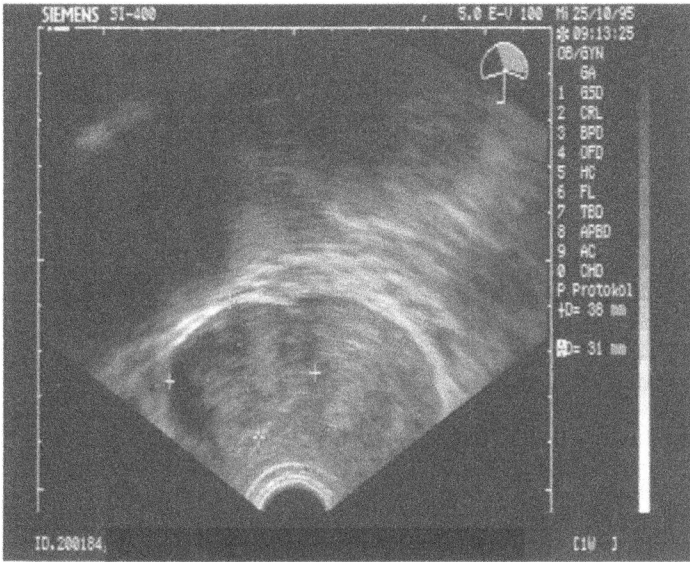

Intramurales Myom. Im rechten Bildteil erkennt man das Corpus uteri mit dem Endometrium; links daneben das intramurale Myom mit einer Größe von 31 × 38 mm, welches die Uteruswand bereits etwas überragt.

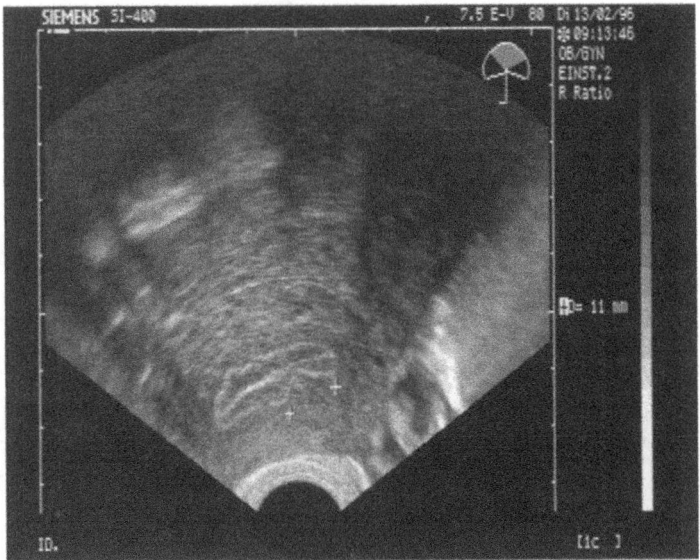

Submuköses Myom. Der retroflektierte Uterus ist im Längsschnitt dargestellt. In der Hinterwand stellt sich ein 11 mm
großes submuköses Myom dar, welches das Endometrium
gut erkennbar in Richtung Cavum uteri deformiert.

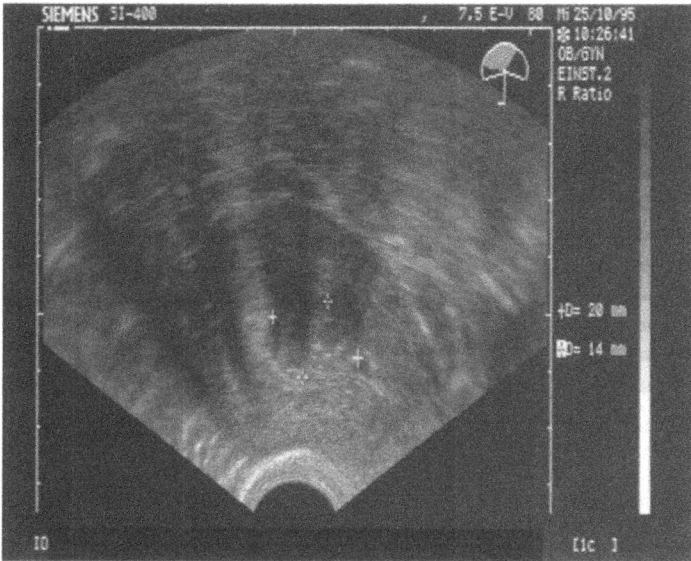

Submuköses Myom. Anteflektierter Uterus im Längsschnitt. In der Hinterwand erkennt man ein submuköses Myom, welches sich in das Cavum uteri vorwölbt. Das schmale Endometrium beschreibt einen typischen Bogen.

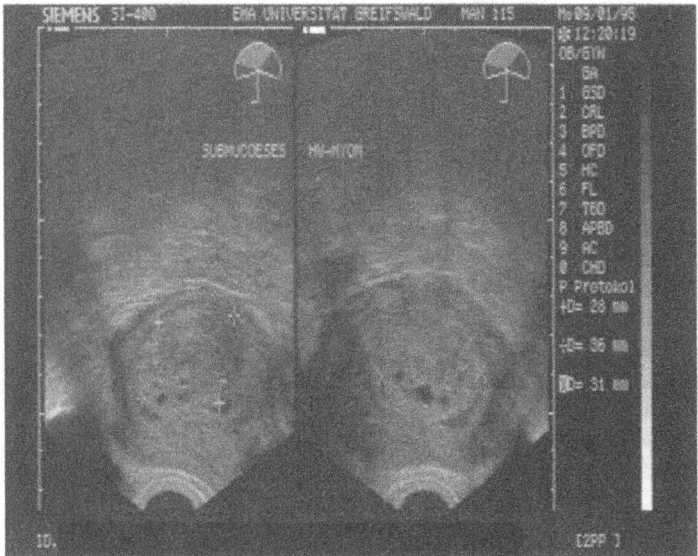

Submuköses Myom. Der Uterus ist im Querschnitt dargestellt. Innerhalb des Cavum uteri erkennt man ein teils echoarmes, teils echoleeres Gebilde.

Im rechten Bildausschnitt ist unterhalb des Myoms ein kleiner Cavumspalt zu sehen. Das Myom füllt das gesamte
Cavum aus. Die Unterscheidung zu einem Endometriumpolypen ist schwierig.

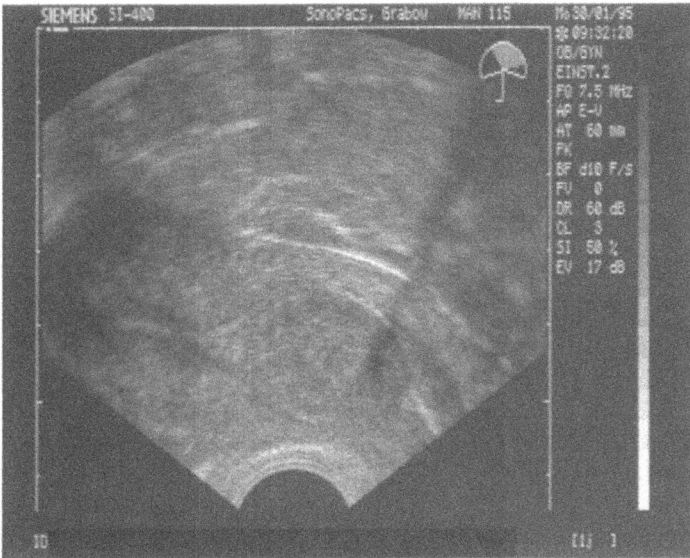

Myoma in statu nascendi. Längsschnitt durch einen anteflektierten Uterus. In der linken Bildhälfte ist ein unauffälli-
ges Cavum uteri sichtbar. In der Bildmitte ist das gestielte
Myom innerhalb der aufgetriebenen Zervix zu sehen.

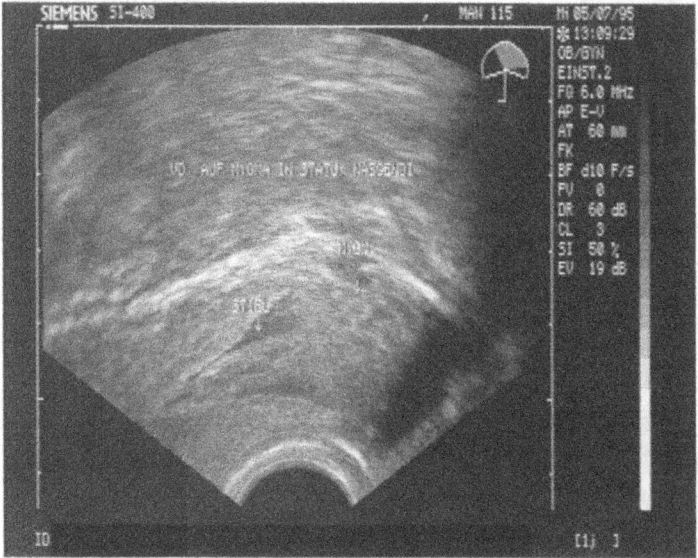

Myoma in statu nascendi. Längsschnitt durch die Zervix eines anteflektierten Uterus. Die Zervix ist durch das Myom aufgetrieben. Die Basis des gestielten Myoms stellt sich dar.

4.1.2 Endometriumhyperplasie

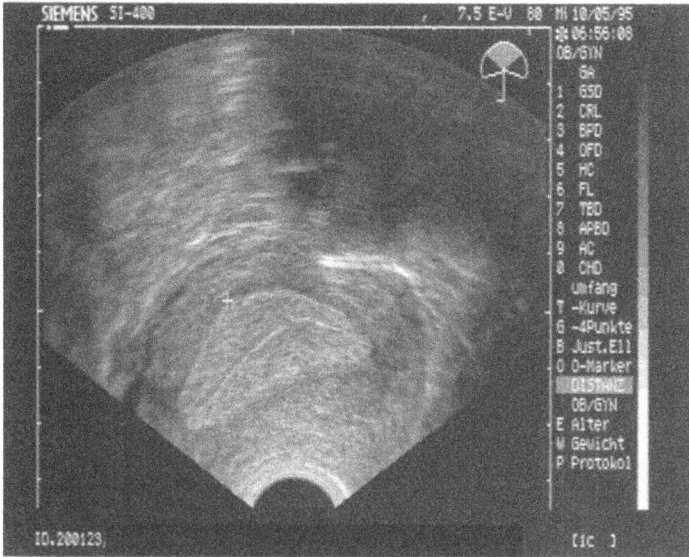

Längsschnitt durch den Uterus einer Sterilitätspatientin. Das Endometrium ist sehr hoch aufgebaut. Der Cavumspalt imponiert als hyperdenser Mittelstreifen. Dies ist eine Endometriumhyperplasie durch hohe Steroidspiegel.

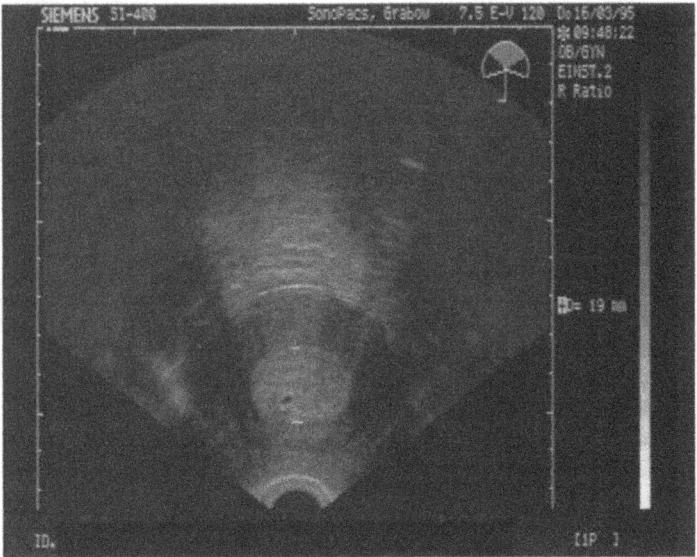

Querschnitt durch den Uterus einer perimenopausalen Patientin. Man erkennt das hyperplastische Endometrium (doppelte Endometriumdicke 19 mm) mit einem kleinen echoleeren Bezirk. Die Abgrenzung zum Myometrium ist scharf. Eine histologische Abklärung empfiehlt sich dringend.

DD: Endometriumpolyp
    Endometriumkarzinom.

4.1.3 Endometriumpolyp

Längsschnitt durch den Uterus einer perimenopausalen Patientin. Die Endometriumdicke von 17 mm ist auffällig. Im Fundusbereich erkennt man einen kleinen Cavumspalt als echoleeren Bezirk.

DD: Endometriumhyperplasie
    Endometriumkarzinom.

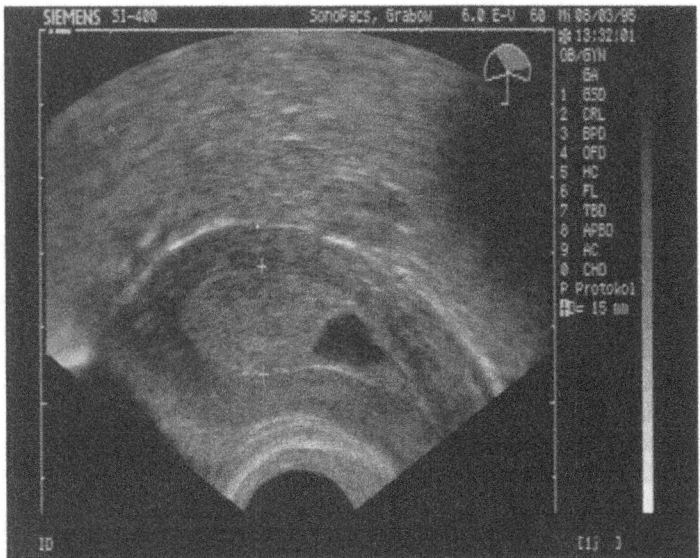

Längsschnitt durch einen Uterus einer perimenopausalen Patientin. Die Endometriumdicke beträgt 15 mm. Im unteren Korpusdrittel stellt sich das dilatierte Cavum als echoleerer Bezirk dar und erleichtert so die Diagnose Endometriumpolyp.

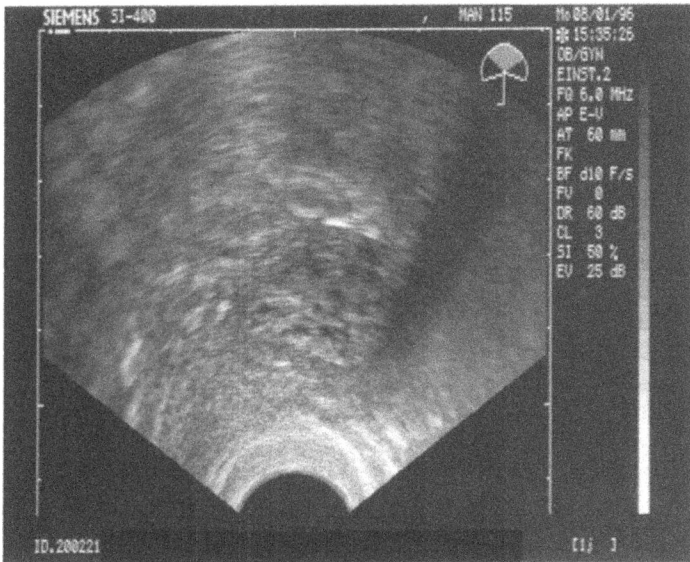

Längsschnitt durch den Uterus einer postmenopausalen Patientin. Im Fundus stellt sich ein inhomogen strukturiertes Gebilde mit echoleeren Anteilen dar, teilweise echoarm bis echoreich, gut abgrenzbar zur Umgebung. Hier handelt es sich um einen drüsig-papillären Endometriumpolypen. Die Abgrenzung zum Endometriumkarzinom ist schwierig.

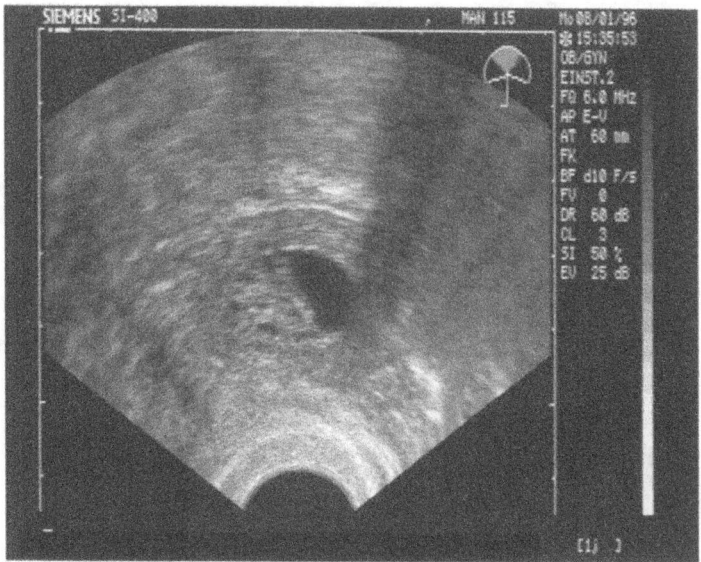

Derselbe Befund im Querschnitt. Neben dem Polypen stellt sich das echoleere Areal als dilatiertes Cavum dar (Serometra). Diese gleichzeitig bestehende Serometra wird oft bei Endometriumpolypen gesehen und erleichtert die Diagnose erheblich.

4.1.4 Serometra

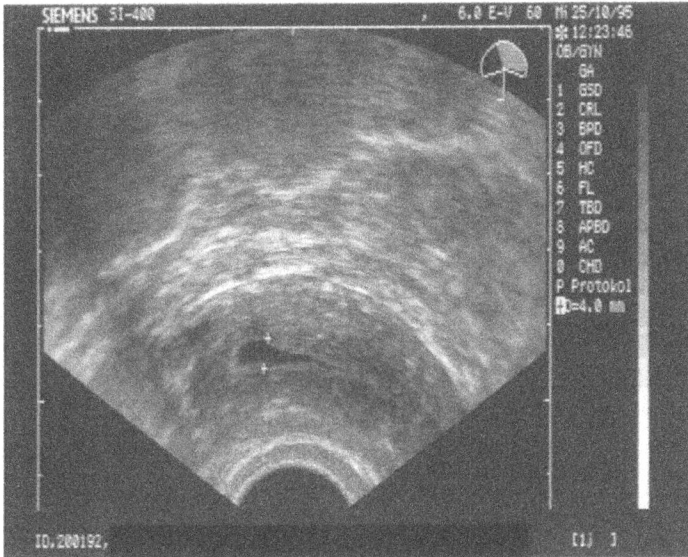

Längsschnitt durch einen anteflektierten Uterus einer postmenopausalen Patientin. Das Cavum uteri ist dilatiert und
mit einer echoleeren Flüssigkeit gefüllt. Das Endometrium
imponiert als schmaler hyperdenser Streifen zwischen Flüssigkeit und Myometrium. In der Hinterwand finden sich einige kleine hyerreflexible Strukturen im Myometrium als Zei-
chen einer lokalen Kalkansammlung. Die Dichte der Flüssigkeit gibt Hinweise auf den Inhalt des Cavum uteri:

echoleer = seröse Flüssigkeit (Serometra),
echoarm homogen = Schleim (Mukometra) oder Eiter (Pyo-
                          metra),
echoarm inhomogen = altes Blut (Hämatometra).

DD: Ovarialtumor
       Saktosalpinx.

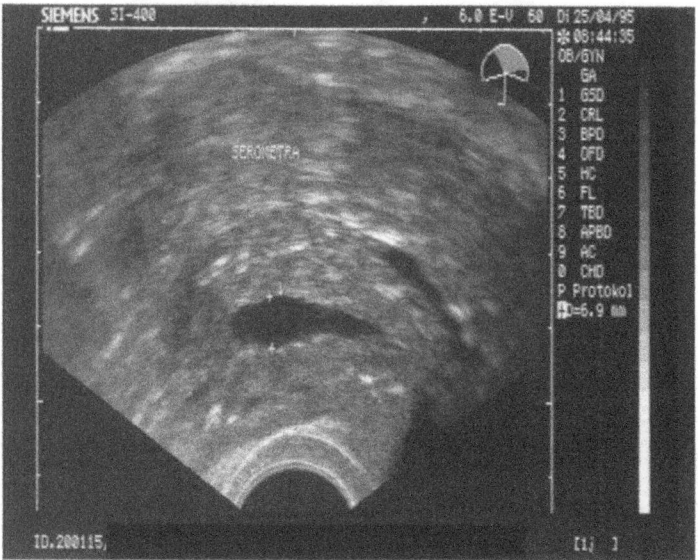

Längsschnitt durch den Uterus einer postmenopausalen Patientin. Das Cavum uteri ist durch seröse Flüssigkeit auf 6,9 mm dilatiert. Das Endometrium ist nur schemenhaft angedeutet. Im Myometrium stellen sich zahlreiche Kalkinseln dar.

4.1.5 Uterusmalformationen

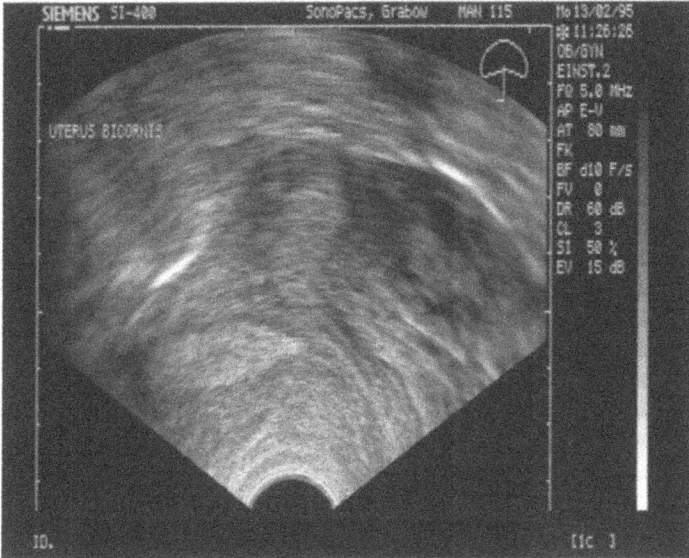

Uterus bicornis. Uterus im Längsschnitt. Man erkennt den verbreiterten Fundus uteri mit einer leichten Eindellung (Raphe). Beide Hörner tragen ein hochaufgebautes Endometrium, welches sich im unteren Corpusanteil vereinigt.

DD: Uterus arcuatus
     Uterus subseptus.

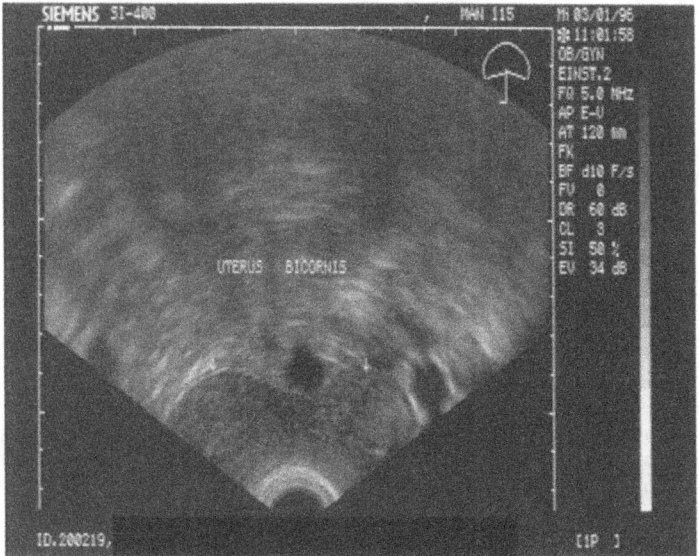

Uterus bicornis. Wiederum stellt sich ein verbreiterter Fundus uteri dar mit der typischen Eindellung. Das linke und das rechte Horn tragen ein hochaufgebautes Endometrium.

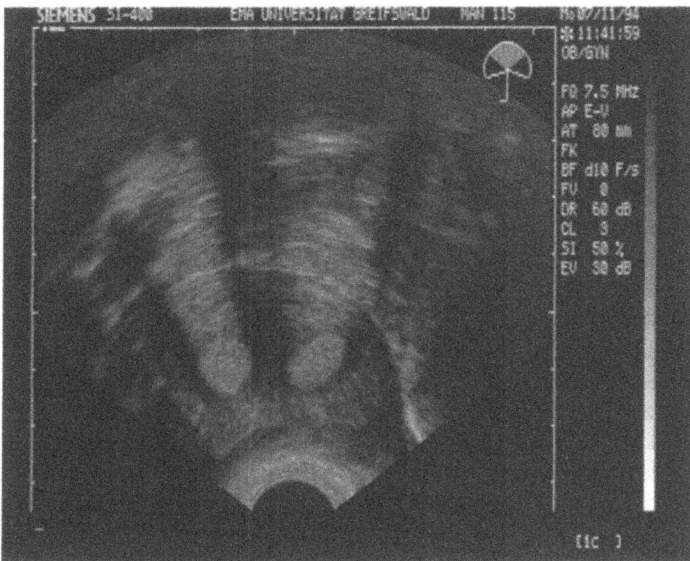

Uterus subseptus. Der Uterus ist im Querschnitt dargestellt.
Man erkennt zwei getrennte Schleimhautbezirke im Fundus.
Beim Senken des Schallkopfes entlang der Uteruslängsachse
bleiben beide Bezirke getrennt, bis sie schließlich je nach
Ausbildungsgrad des Septums in ein gemeinsames Cavum
übergehen. Im Längsschnitt ist das Septum oft nicht sicher
darstellbar. Hier ist die Kontrastsonographie hilfreich.

DD: Uterus arcuatus
    Uterus septus.

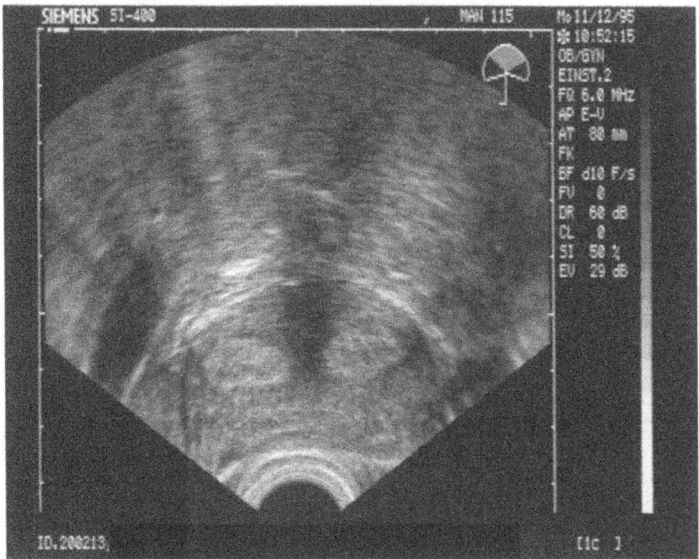

Uterus subseptus. Der Uterus ist wiederum im Querschnitt dargestellt. Die beiden getrennten Schleimhautbezirke im Fundus sind deutlich erkennbar. Am linken Bildrand sind die rechten Iliacalgefäße zu sehen.

4.2 Benigne Veränderungen der Ovarien

4.2.1 Das PCO-Syndrom

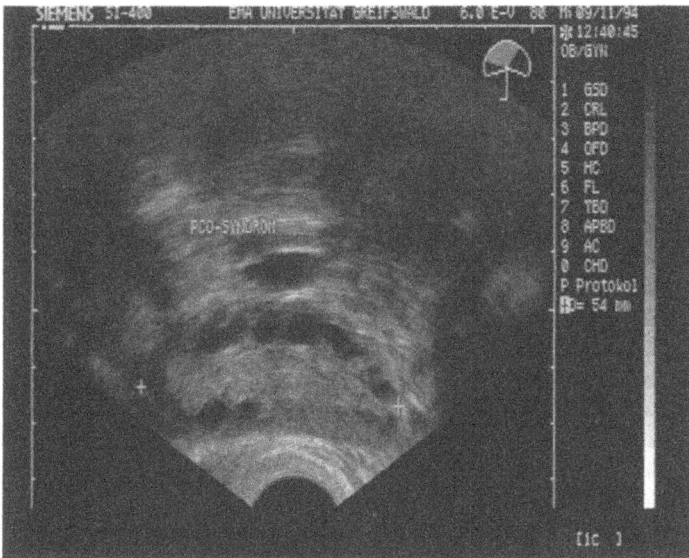

Darstellung des rechten Ovars. Man erkennt die perlschnurartig aufgereihten kleinen Zysten unter der Kapsel. Das Stroma ist verbreitert. Derartige Befunde sieht man häufig auch einseitig.

DD: multifolliculäre Reaktion.

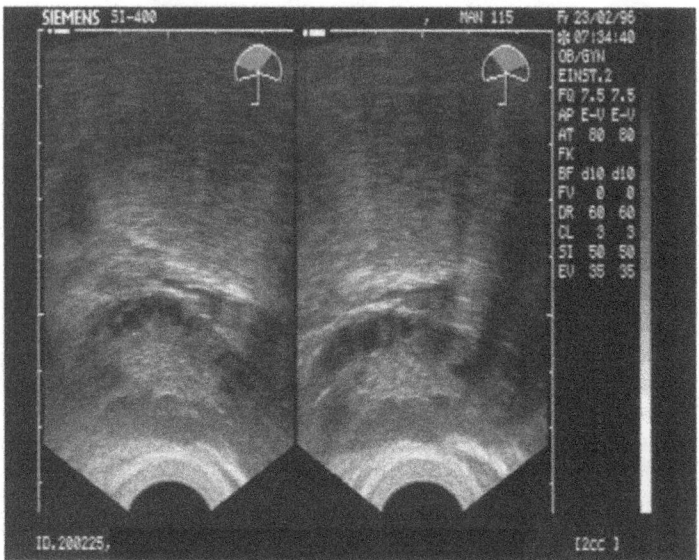

Typisches Bild polyzystischer Ovarien. Die zahlreichen kleinen Zysten liegen unter der Rinde und sind perlschnurartig aufgereiht. Das ovarielle Stroma ist deutlich verbreitert.

4.2.2 Funktionelle Ovarialzysten

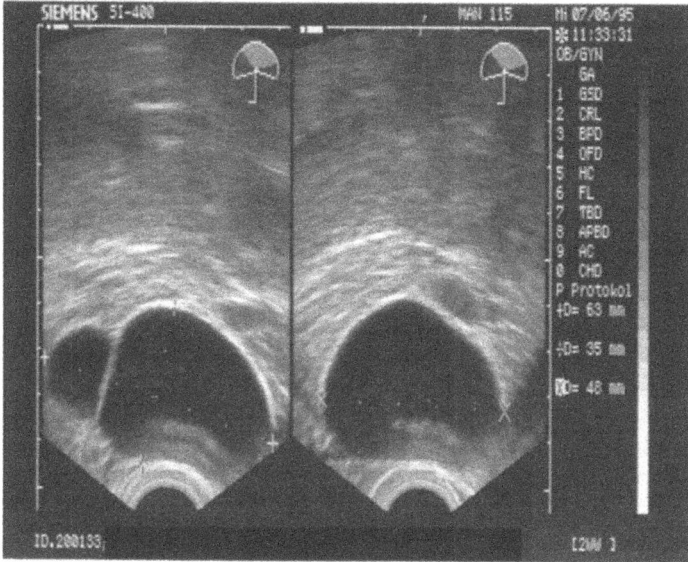

Horizontal- und Sagittalschnitt durch eine funktionelle Zyste des linken Ovars. Der Inhalt ist echoleer, die Zystenwände sind glatt.

DD: zystischer Ovarialtumor
Parovarialzyste
Dermoidzyste
Peritonealzyste.

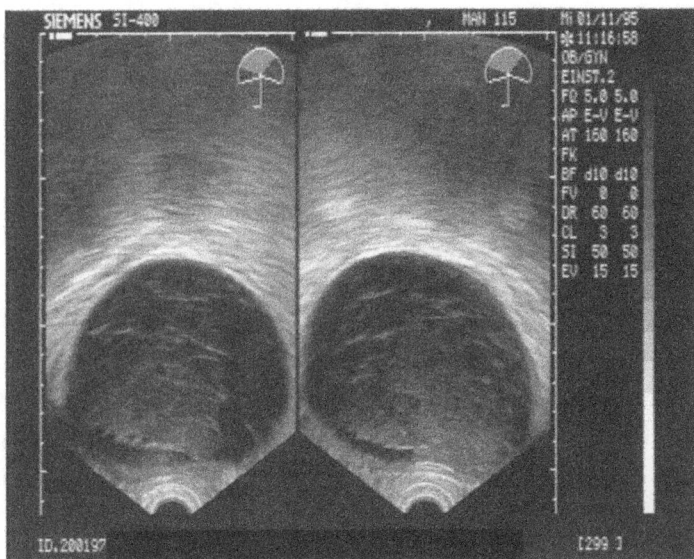

Horizontal- und Sagittalschnitt durch eine glattbegrenzte Zyste mit netzartigen Binnenechos.

Diagnose: eingeblutete Ovarialzyste.

DD: Corpus luteum.

4.2.3 Zystische Ovarialtumoren

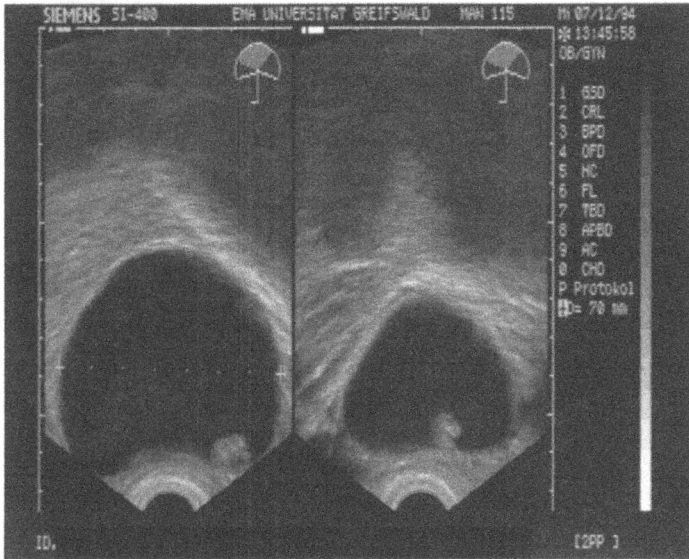

Horizontal- und Sagittalschnitt durch einen zystischen Ovarialtumor. Man erkennt ein glatt begrenztes, gut von der
Umgebung abgrenzbares zystisches Gebilde. Der Inhalt
erscheint echoleer, ein Restovar ist nicht darstellbar. Am
rechten unteren Bildrand stellt sich ein echoreiches Gebilde
dar, welches sich blumenkohlartig in die Zyste vorwölbt.
Derartige Befunde sind verdächtig und bedürfen der histologischen Abklärung (Karzinomgefahr).

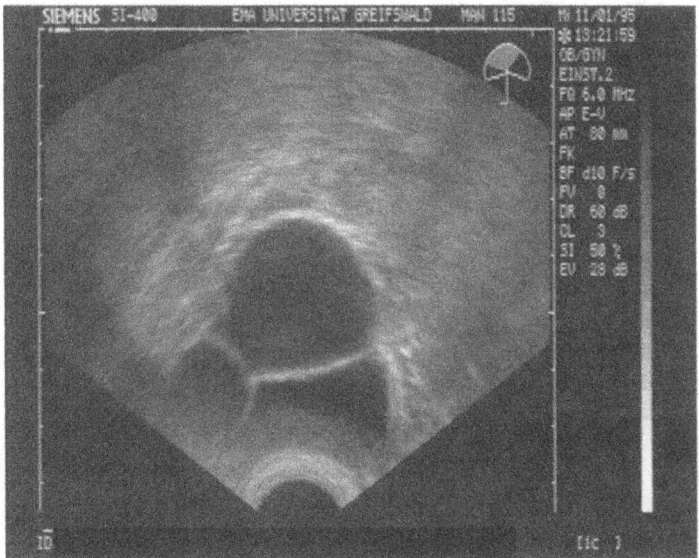

Es kommt ein glatt begrenzter, mehrkammriger zystischer Ovarialtumor mit echoleerem Inhalt zur Darstellung. Mehrkammrige Ovarialtumoren gelten eher als potentiell maligne im Vergleich zu ein- und zweikammrigen Tumoren.

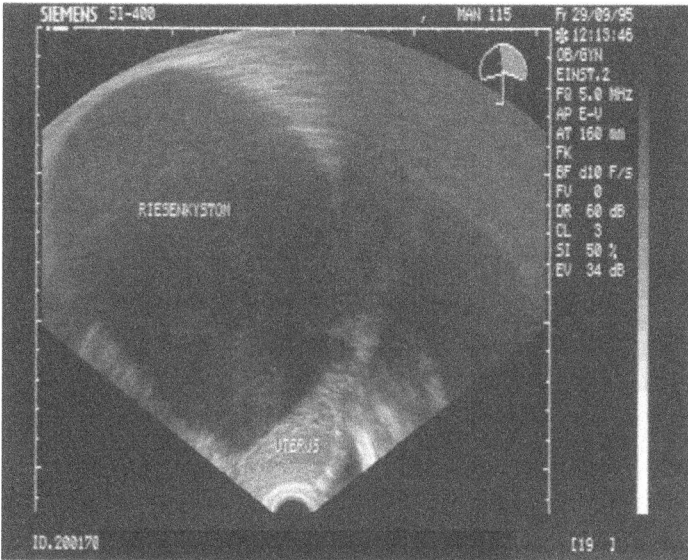

In der Abbildung erkennt man einen sehr großen, einkammrigen zystischen Tumor mit glatter Begrenzung, welcher den kleinen Uterus nach links verdrängt. Der Inhalt ist
echoleer.

Diagnose: seröses Riesenkystom.

4.2.4 Dermoid

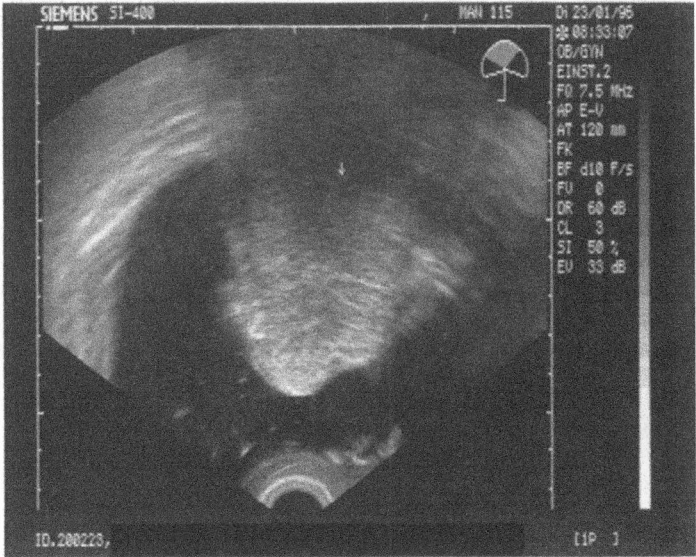

Zystisches Dermoid. Man erkennt einen echoarmen bis echoreichen rundlichen Tumor mit zystischen Anteilen. Typischerweise sieht man in derartigen zystischen Dermoiden häufig echoreiche Zapfen.

DD: Ovarialzyste.

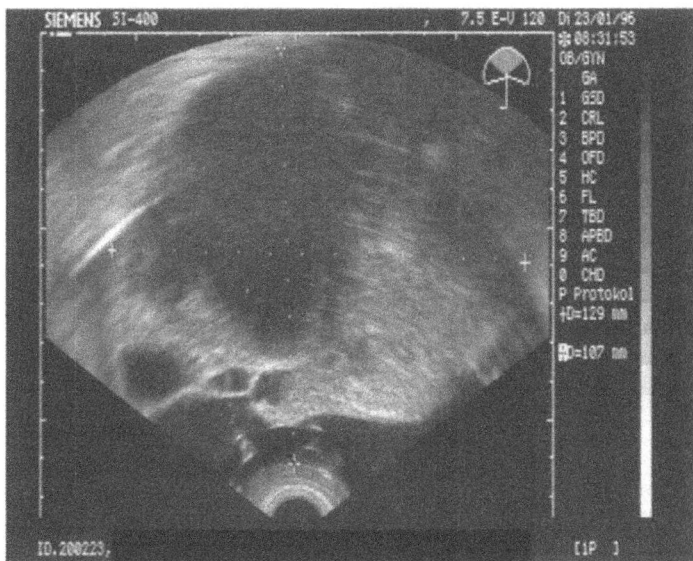

Zystisches Dermoid. Man erkennt einen großen, unregelmäßig begrenzten Tumor. Der Inhalt ist teils echoleer, teils echoreich und wirkt septiert wie bei einem mehrkammrigen Ovarialtumor oder einer monströsen Saktosalpinx.

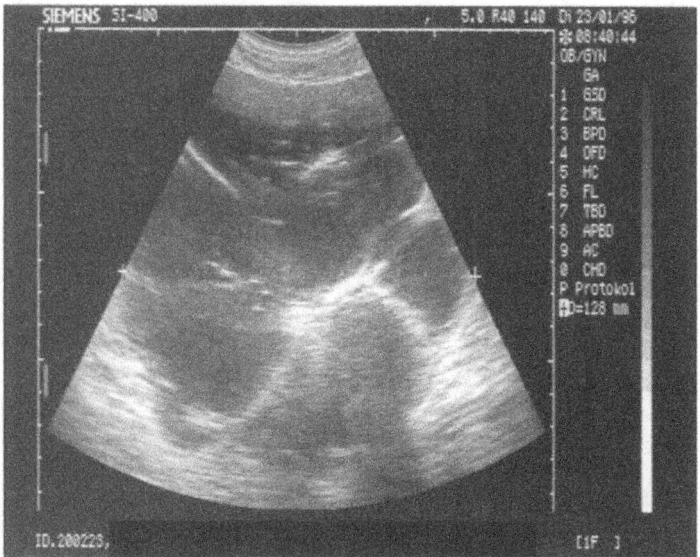

Zystisches Dermoid. Derselbe Befund von abdominal. Auch hier imponiert das Dermoid mehrkammrig. Die Abgrenzung zur Umgebung ist teilweise unscharf.

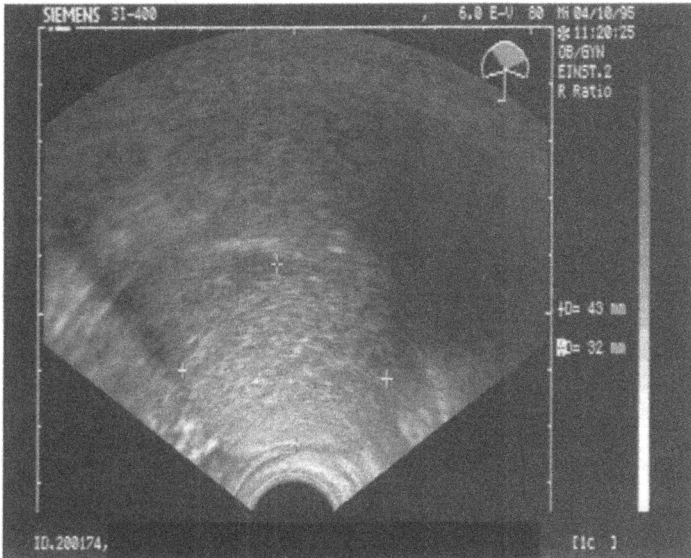

Solides Dermoid. Man erkennt einen relativ homogen struk-turierten echoarmen Tumor mit partiell sehr echoreichen stippchenförmigen Strukturen. Der Tumor ist glatt, gut von der Umgebung abgrenzbar. Dermoide liegen sehr häufig vor dem Uterus.

DD: Endometriom
    Tubarabort
    eingeblutete Ovarialzyste.

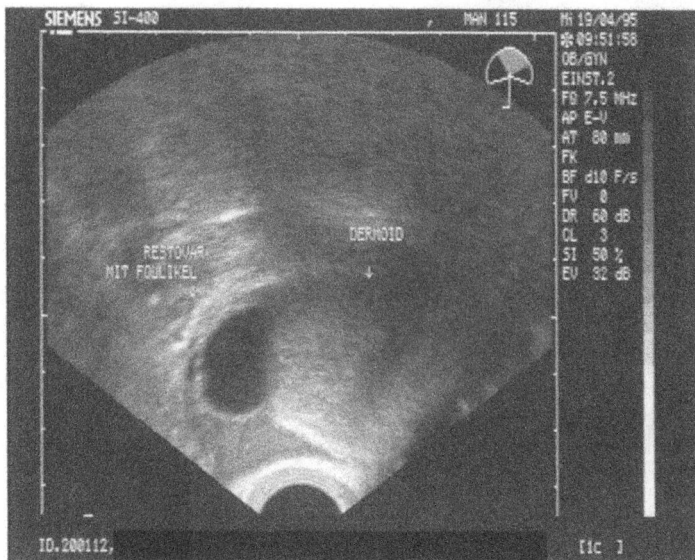

Solides Dermoid. Innerhalb des linken Ovars erkennt man ein solides Dermoid mit der typischen echoreichen stippchenförmigen Struktur. Daneben läßt sich das Restovar darstellen.

4.2.5 Endometriom

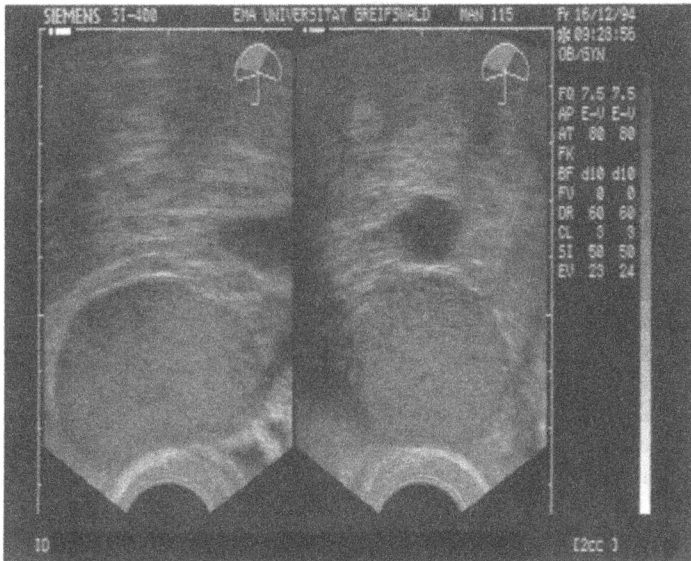

Horizontal- und Sagittalschnitt durch ein Endometriom. Man erkennt einen echoarmen, homogenen runden Tumor, welcher glatt begrenzt und gut von der Umgebung abzugrenzen ist. Im Gegensatz zu soliden Dermoiden fehlt hier die typische stippchenförmige echoreiche Struktur.

DD: Dermoid
        eingeblutete Oarialzyste
        Tubargravidität.

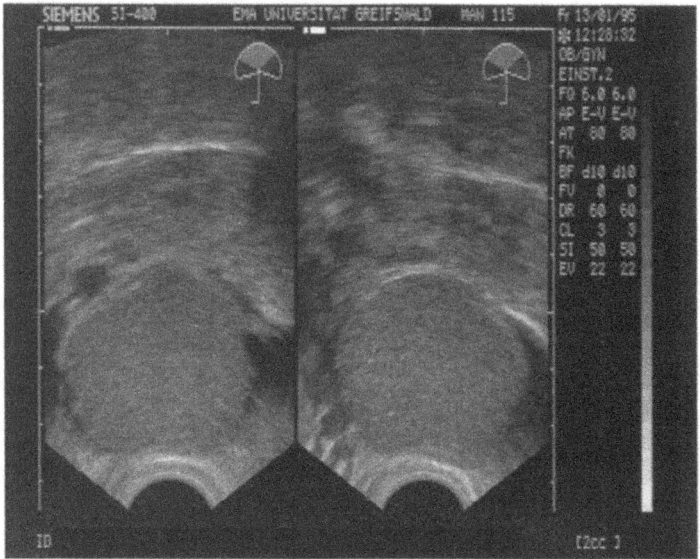

Horizontal- und Sagittalschnitt durch ein Endometriom. Man erkennt einen homogenen echoarmen glatt begrenzten zystischen Tumor.

4.3 Benigne Veränderungen der Tuben

4.3.1 Saktosalpinx

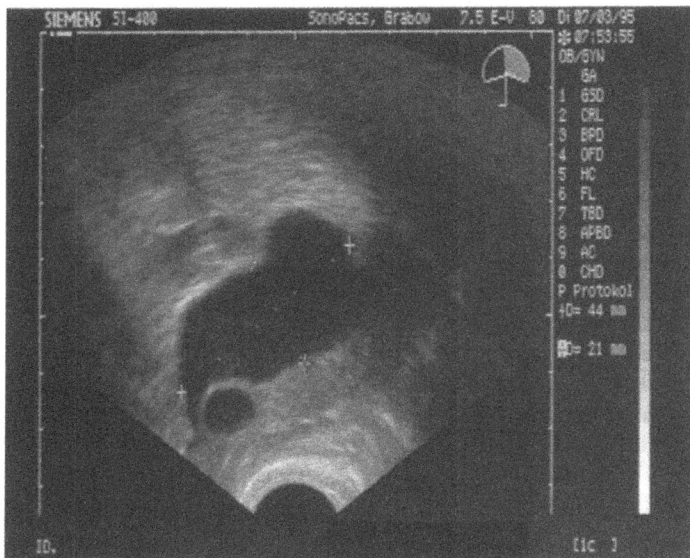

Man erkennt ein polygonales zystisches Gebilde mit echoleerem bis echoarmem Inhalt. Selten sind echoreiche inho-
mogene Strukturen (Hämatosalpinx) darstellbar. Die Wände
sind glatt begrenzt und gut zur Umgebung abgrenzbar.
Unmittelbar daneben zeigt sich das linke Ovar. Die Darstellung beider Ovarien ist für die Differentialdiagnose sehr
wichtig.

DD: Sigmadivertikel
    Ovarialzyste
    Parovarialzyste
    Peritonealzyste
    Tubargravidität.

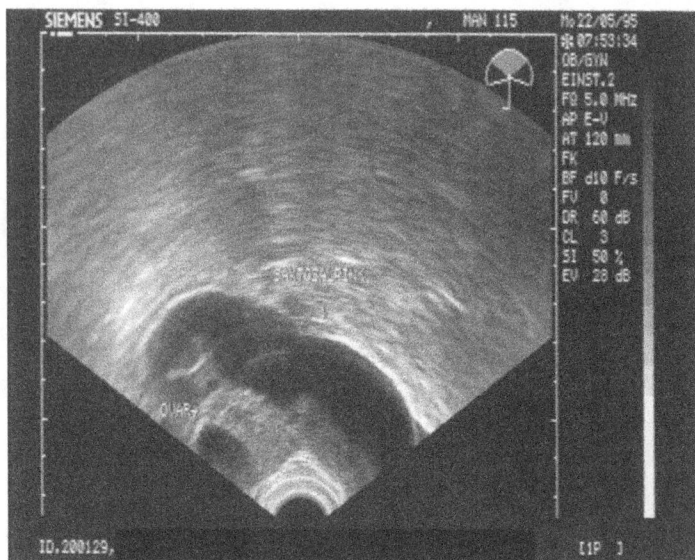

Man erkennt ein polygonales Gebilde. Durch mehrere Anschnitte des Tubenlumens imponiert das Gebilde wie ein
mehrkammriger Ovarialtumor.

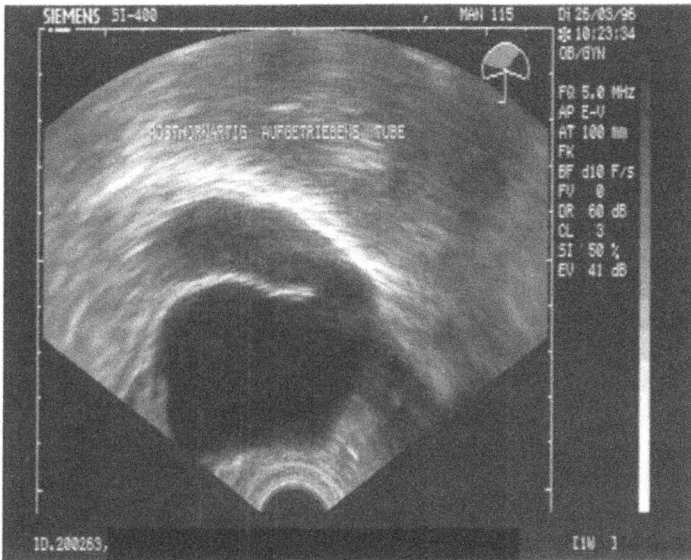

Monströse Saktosalpinx rechts. Der Befund erscheint mehr-kammrig durch den mehrfachen Anschnitt der Saktosalpinx (Posthorn). Am linken unteren Bildrand ist teilweise das Ovar zu sehen.

4.3.2 Tuboovarialabszeß

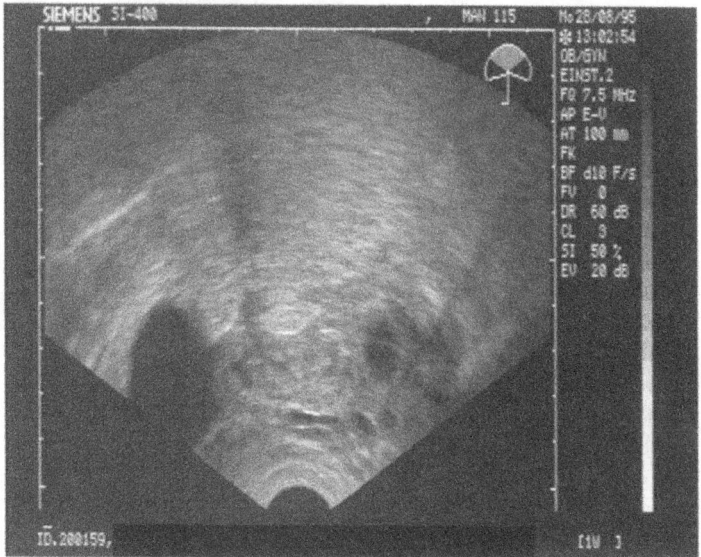

Man erkennt einen sehr inhomogenen Tumor. Das Echo-muster ist echoleer bis echoreich und wechselt zwischen zystischen und soliden Bestandteilen. Der Prozeß ist gut zur Umgebung abgrenzbar. Durch mehrfache Anschnitte der Saktosalpinx entsteht ein multizystischer Eindruck.

DD: alter Tubarabort
    Ovarialkarzinom.

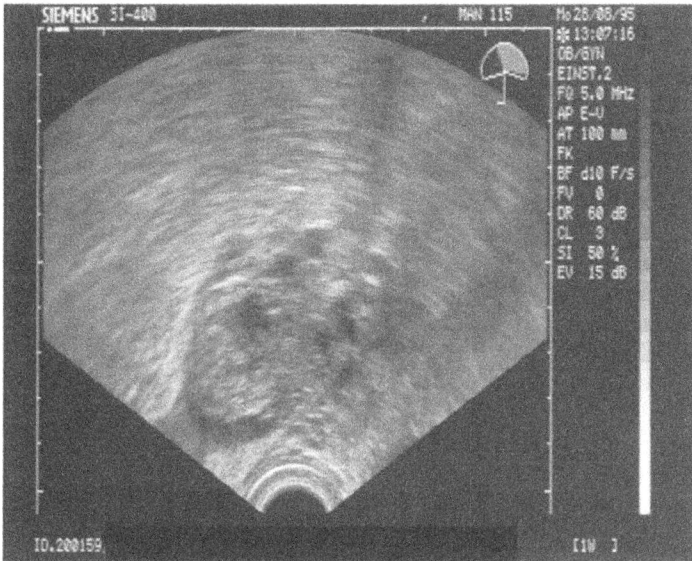

Typischer häufiger Wechsel zwischen echoleeren, echoarmen und echoreichen Arealen. Die Abgrenzung zur Umgebung ist unscharf.

4.4 Maligne Veränderungen des Uterus

4.4.1 Korpuskarzinom

Die Darstellung pathologischer Endometriumbefunde gelingt mit der Vaginalsonographie sehr gut und bereits sehr
früh. Hier ist besonders bei postmenopausalen Patientinnen
auf die Endometriumdicke zu achten, welche 8 (10) mm
nicht übersteigen sollte. Bei Korpuskarzinomen findet man
häufig ein sehr inhomogenes Echomuster mit einem Wechsel zwischen echoarmen bzw. echoleeren und echoreichen
Strukturen. Die Abgrenzung zum Myometrium kann bei
einer unregelmäßigen Begrenzung des Karzinoms bzw. bei
einer beginnenden Invasion in das Myometrium schwierig
sein. Die Bestimmung der Invasionstiefe des Karzinoms in
das Myometrium ist schwierig zu beurteilen.

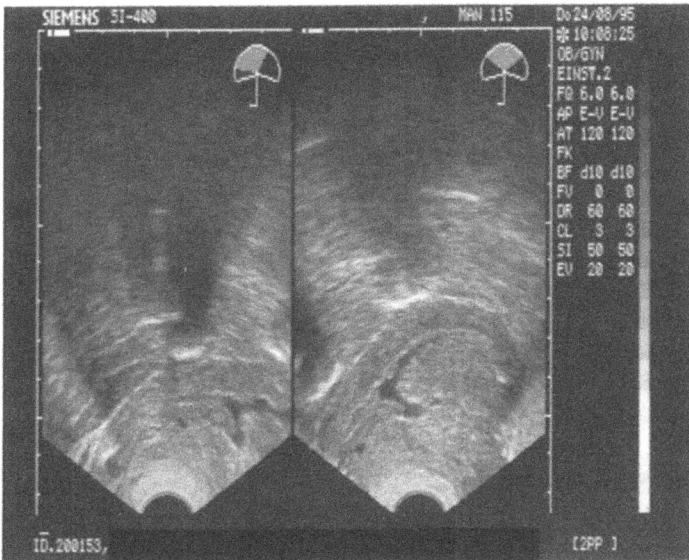

Längsschnitt durch den Uterus einer Patientin mit einer Postmenopauseblutung.

Die linke Bildhälfte zeigt den Übergang von der Zervix auf das Corpus uteri.

In der rechten Bildhälfte erkennt man ein hochaufgebautes, etwas inhomogen strukturiertes Endometrium.

Eine Abgrenzung zum Myometrium ist im Bereich der Uterushinterwand nicht möglich.

DD: Endometriumpolyp
     Endometriumhyperplasie
     submuköses Myom.

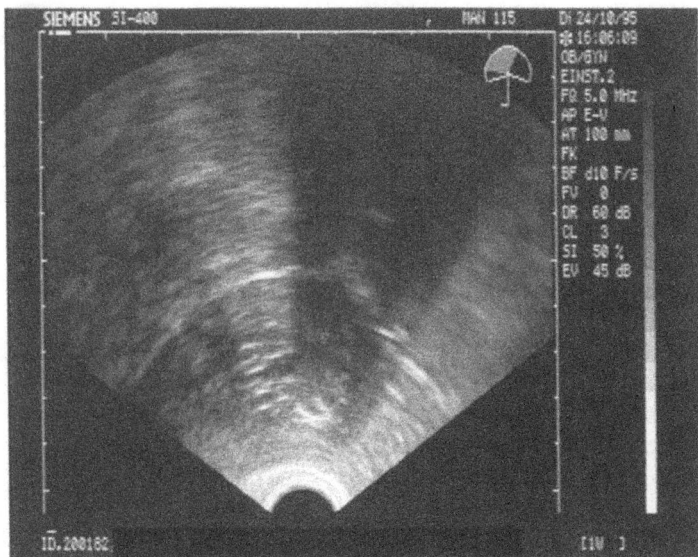

Längsschnitt durch den Uterus einer postmenopausalen Patientin. Das Endometrium ist sehr inhomogen strukturiert. In der Vorderwand erkennt man einen sehr echoreichen Bezirk. Hier infiltriert das Korpuskarzinom in das umgebende Myometrium.

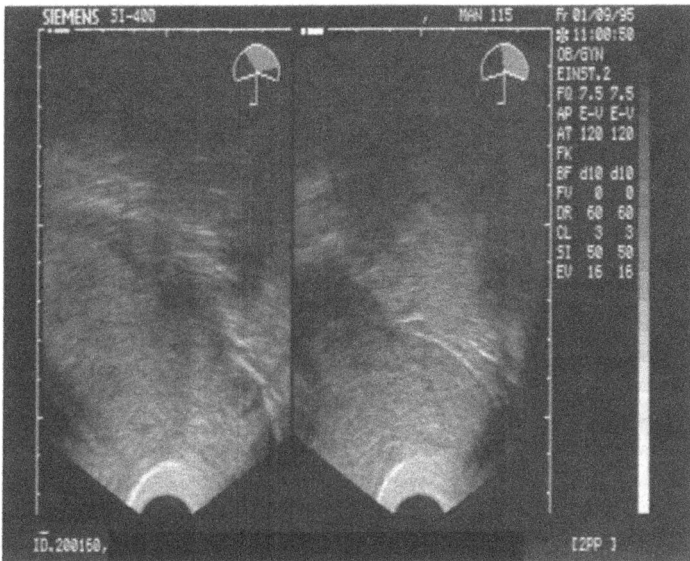

Längsschnitt durch den Uterus einer Patientin in der Post-menopause.

Die rechte Bildhälfte zeigt das Corpus uteri mit pathologi-scher Endometriumdicke.

Die linke Bildhälfte zeigt den Abbruch des Schleimhautbildes beim Übergang auf die Zervix. Das Korpuskarzinom hat die Zervix nicht infiltriert.

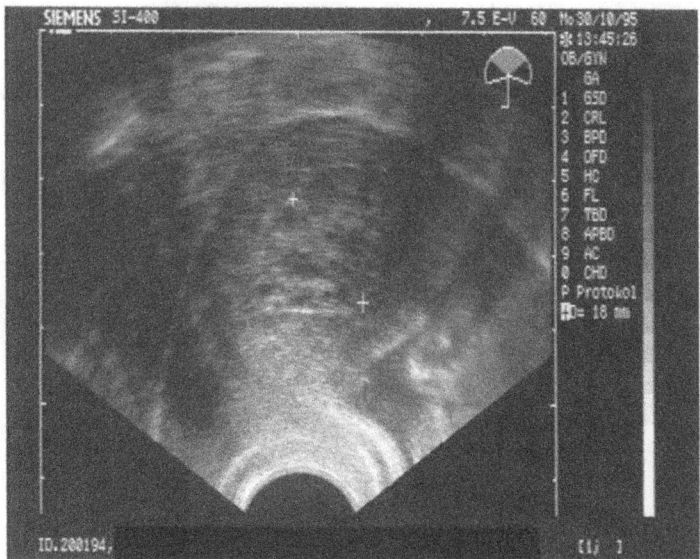

Längsschnitt durch den Uterus einer postmenopausalen Patientin. Das Endometrium ist hoch aufgebaut, erscheint jedoch inhomogen und zystisch strukturiert. Die Begrenzung zum Myometrium ist glatt und scharf. Der Befund erinnert an einen Korpusschleimhautpolypen.

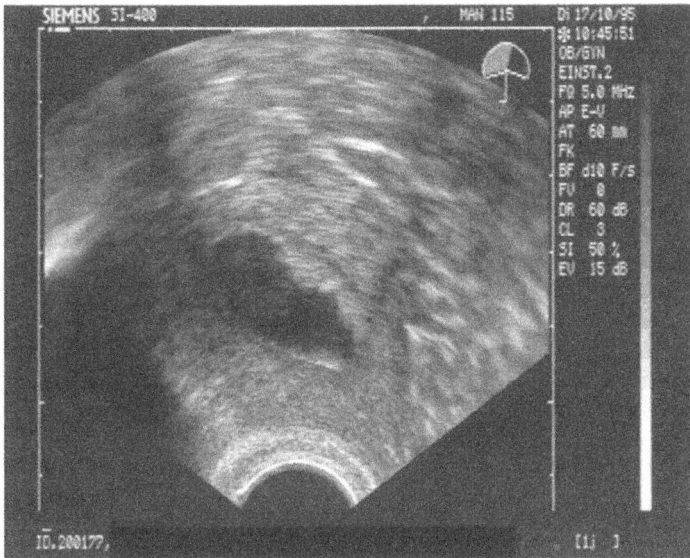

Längsschnitt durch den Uterus einer postmenopausalen Patientin. Man erkennt eine Serometra. An der Hinterwand zeigt sich ein echoreicher suspekter Bezirk.

Histologische Diagnose: Endometriumkarzinom.

4.4.2 Zervixkarzinom

Die sonographische Darstellung des Zervixkarzinoms kann nur eine zusätzliche Diagnostik bedeuten. Insbesondere Frühformen des Karzinoms sind nicht erkennbar. Die Darstellung des sog. Zervixhöhlenkarzinoms gelingt dagegen relativ gut. Die diagnostische Aussagekraft der Sonographie ist im Vergleich zu den anderen gynäkologischen Karzinomen wesentlich geringer, so daß hier nach wie vor die Zytologie, Kolposkopie und Histologie den Vorrang haben; ebenso scheint ein sonographisches Screening auf das Vorliegen eines Zervixkarzinoms sinnlos. Die Beurteilung einer möglichen Parametriuminfiltration durch ein bereits gesichertes Zervixkarzinom befindet sich derzeit in der Erprobung. Dies muß jedoch mit besonderen rektalen Ultraschallsonden erfolgen.

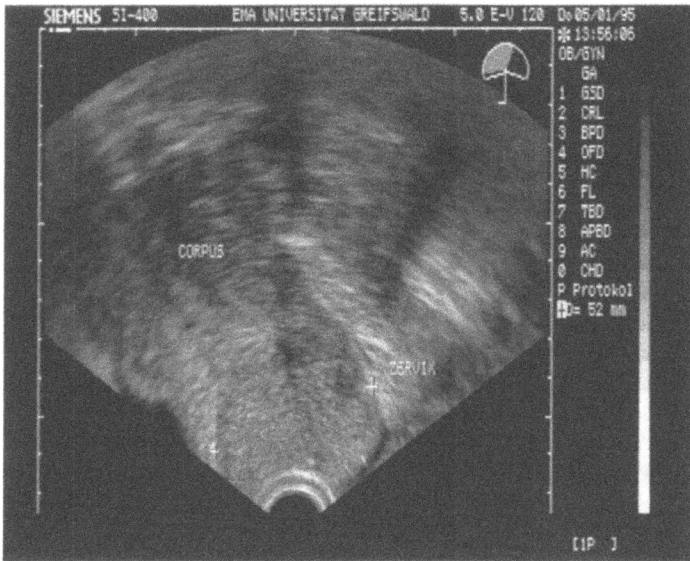

Längsschnitt durch den Uterus. Das Corpus uteri ist unauffällig. Die Zervix ist tonnenförmig aufgetrieben und wirkt disproportioniert. Eine Beurteilung der Parametrien ist von vaginal nicht gut möglich.

DD: Zervixmyom.

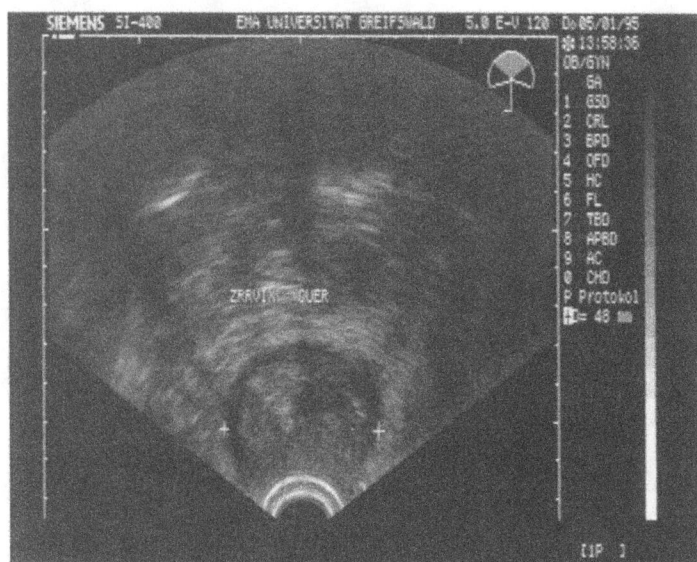

Querschnitt durch die Zervix. Die Zervix wirkt inhomogen. Man erkennt bei 11 Uhr einen echoreichen Bezirk.

4.5 Ovarialkarzinom

Die sonographische Darstellung des Ovarialkarzinoms gehört zu den bevorzugten Aufgaben der Ultraschalldiagnostik. Die Ovarien sind bei fast allen Patientinnen von vaginal gut darstellbar und bei einer guten Auflösung des Gerätes sicher zu beurteilen. Für die Verdachtsdiagnose Ovarialkarzinom sprechen in erster Linie unregelmäßig strukturierte und begrenzte Ovarialtumoren mit einem häufigen Wechsel zwischen echoleeren und echoreichen Arealen. Ebenso ist bei dem Vorliegen eines mehrkammrigen Ovarialtumors primär Malignität anzunehmen. Bei einkammrigen Ovarialzysten ist eine Größe über 8 cm nicht unbedingt malignomverdächtig, bedarf jedoch trotzdem der histologischen Abklärung. Das gleichzeitige Vorliegen von Aszites ist primär malignitätsverdächtig.

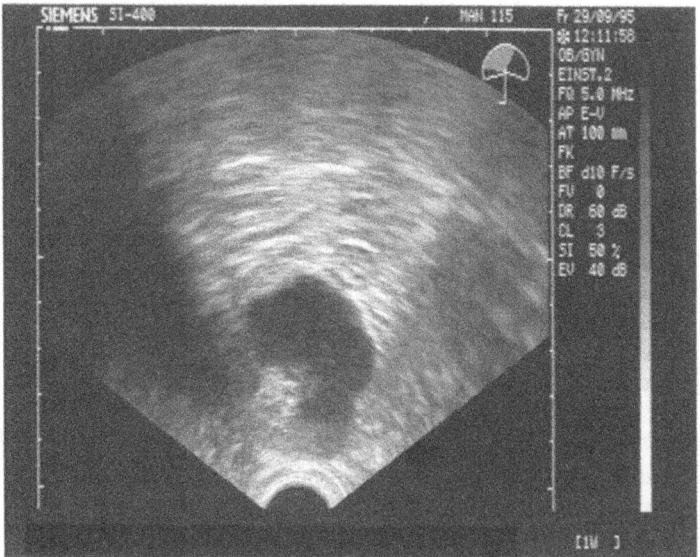

Man erkennt einen mehrkammrigen zystischen Tumor mit teilweise echoreichen Strukturen. Die Abgrenzung zur Umgebung ist scharf.

DD: Ovarialzysten
     Endometriom
     Dermoid
     Parovarialzyste.

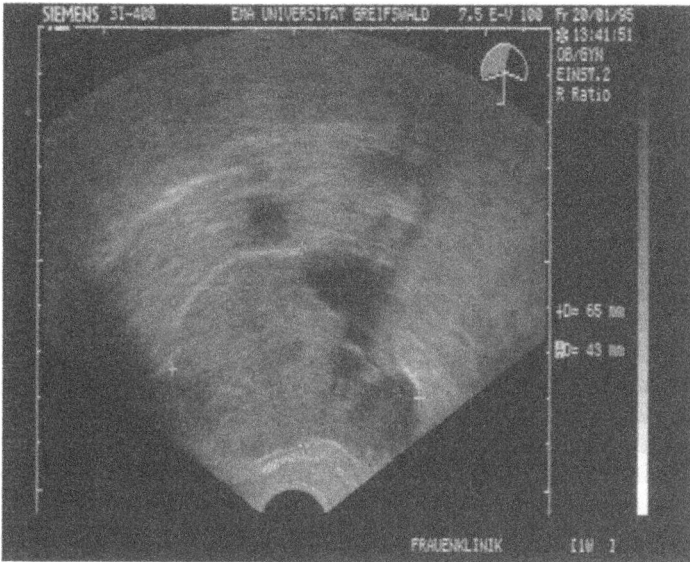

Man erkennt einen zum größten Teil soliden echoarmen Tumor mit zwei kleinen randständigen Zysten. Die Abgrenzung zur Umgebung ist scharf. Der Befund erinnert an ein Endometriom. Hier liegt ein endometrioides Karzinom vor.

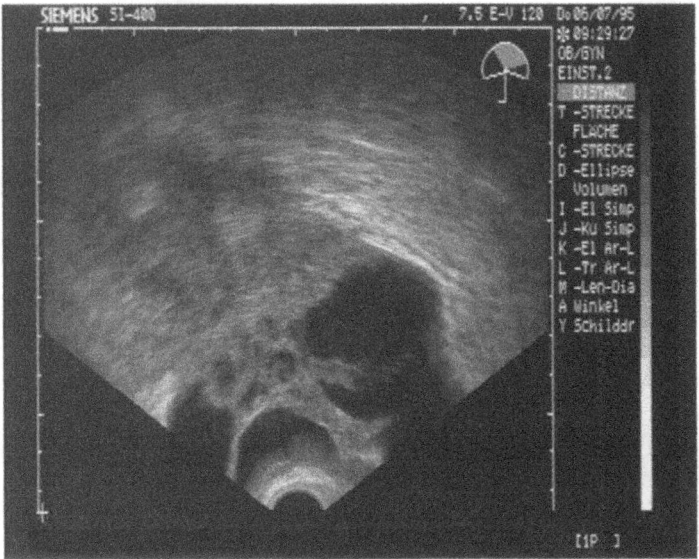

Man erkennt einen teils soliden, teils echoleeren zystischen Tumor. Die Abgrenzung zur Umgebung wird im soliden Anteil unscharf.

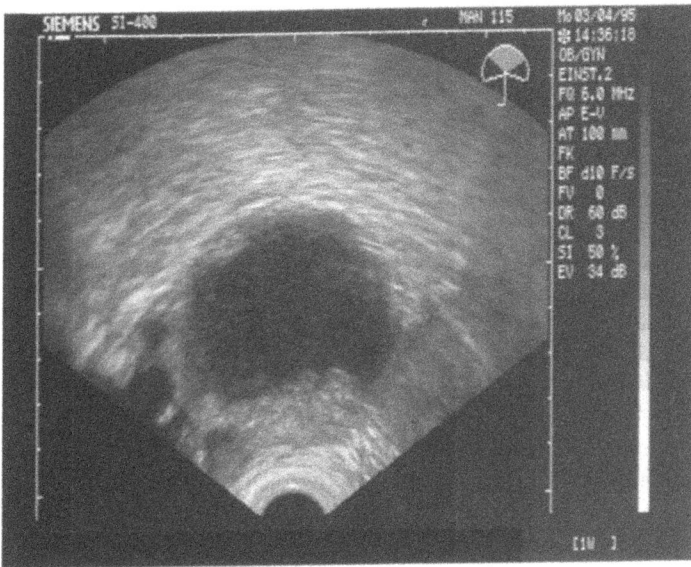

Der Tumor ist hauptsächlich zystisch mit echoleerem Inhalt. Die Abgrenzung zur Umgebung ist relativ scharf. An den Wänden erkennt man echoreiche Strukturen mit einer sehr unregelmäßigen Begrenzung. Dies verstärkt den subjektiven Eindruck der Malignität.

5. Extrauteringravidität

Die sonographische Diagnose einer Extrauteringravidität ist heute bei einiger Übung des Untersuchers bereits vor dem Auftreten klinischer Symptome möglich. Die Verdachtsdiagnose Extrauteringravidität ergibt sich bei positivem β-HCG aus der Darstellung eines hochaufgebauten Endometriums ohne eine intrauterine Fruchtanlage. Bei intensiver Suche ist neben dem Uterus häufig der Fruchtsack zu sehen.

Die Diagnostik einer intakten Tubargravidität ist relativ einfach. Das Endometrium ist hochaufgebaut ohne Nachweis einer intrauterinen Gravidität. Häufig stellt sich ein sog. Pseudogestationsring dar. Neben dem Uterus findet sich ein echoleeres, rundliches Gebilde. Bei höheren Schwangerschaftswochen sind der Dottersack bzw. embryonale Anteile zu sehen.

Schwierig wird die Diagnose eines Tubarabortes. Falls die Patientin geblutet hat, kann das Endometrium bereits strichförmig sein und läßt so keinen Hinweis auf eine bestehende Schwangerschaft erkennen. Die Befunde können sehr uncharakteristisch sein. Teilweise findet man unregelmäßig strukturierte Gebilde, welche sehr schwer von der Umgebung abzugrenzen sind, insbesondere wenn es bereits zur Ausstoßung des Schwangerschaftsproduktes aus der Tube gekommen ist.

5.1 Intakte Tubargravidität

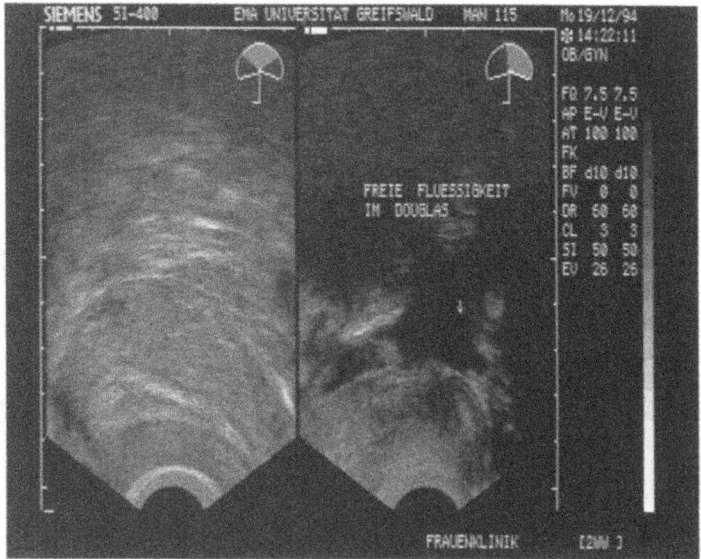

Längsschnitt durch einen anteflektierten Uterus.

Die linke Bildhälfte zeigt das hochaufgebaute Endometrium ohne intrauterinen Fruchtsack.

Im rechten Bildausschnitt ist die Zervix dargestellt, dahinter ist freie Flüssigkeit im Douglas zu sehen.

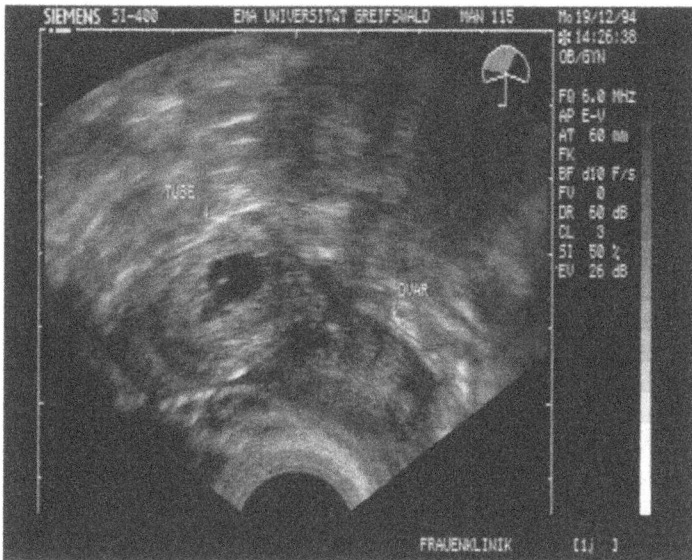

Querschnitt durch die rechte Tube derselben Patientin. Die Tube ist dilatiert. Man erkennt im Lumen den Dottersack. Medial der Tubargravidität ist das rechte Ovar zu sehen.

DD: Saktosalpinx
    Ovarialzyste.

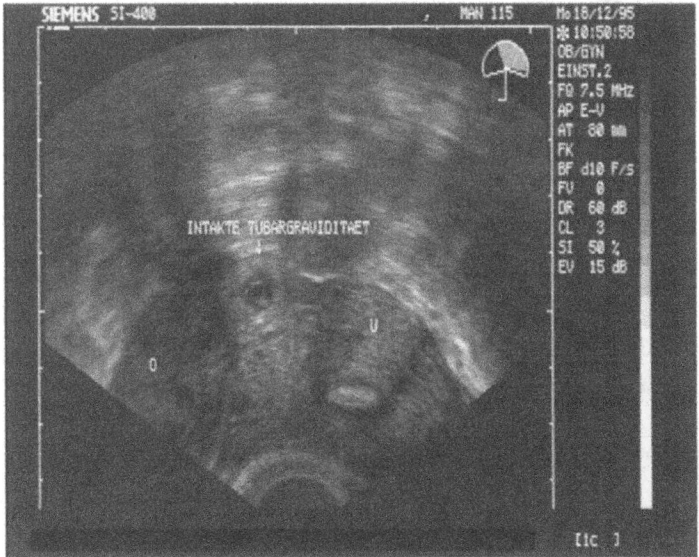

Querschnitt durch die rechte Tube. Diese ist dilatiert, der Dottersack ist zu sehen. Medial der ektopen Gravidität kommt der Uterus (U), lateral das rechte Ovar (O) zur Darstellung.

DD: Saktosalpinx
    Ovarialzyste.

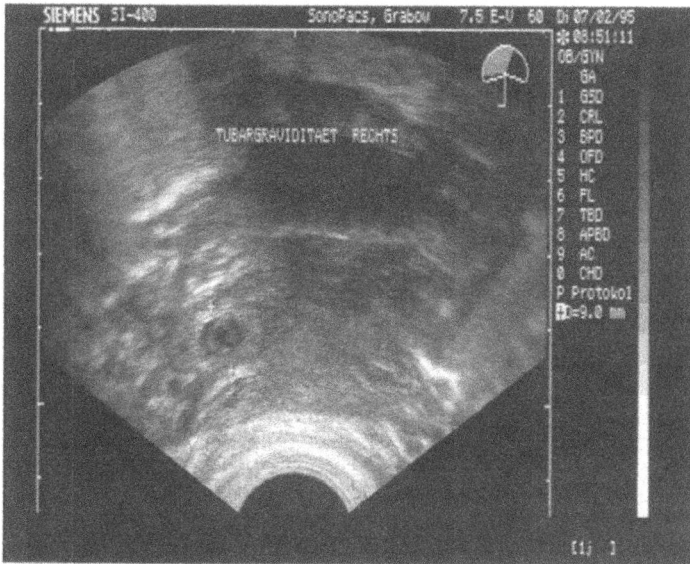

Querschnitt durch die rechte Tube. Die Tube ist auf 9 mm dilatiert. Im Tubenlumen erkennt man den Dottersack.

Diagnose: intakte Tubargravidität 5./6. SSW.
hCG 1200 mE/ml.

5.2 Tubarabort

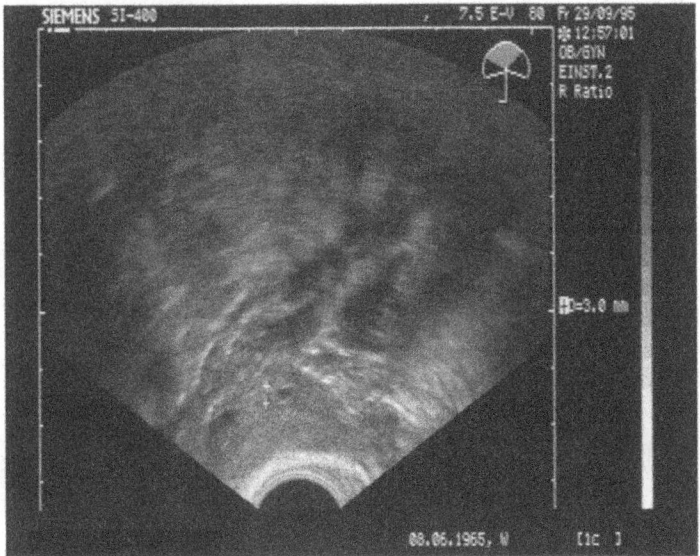

Querschnitt durch die rechte Tube. Die Tube ist dilatiert. Der Fruchtsack ist unregelmäßig und unscharf begrenzt. Der Inhalt erscheint echoarm. Am oberen Bildrand sind die vasa iliaca zu sehen und am unteren Bildrand der rechte Blasenzipfel.

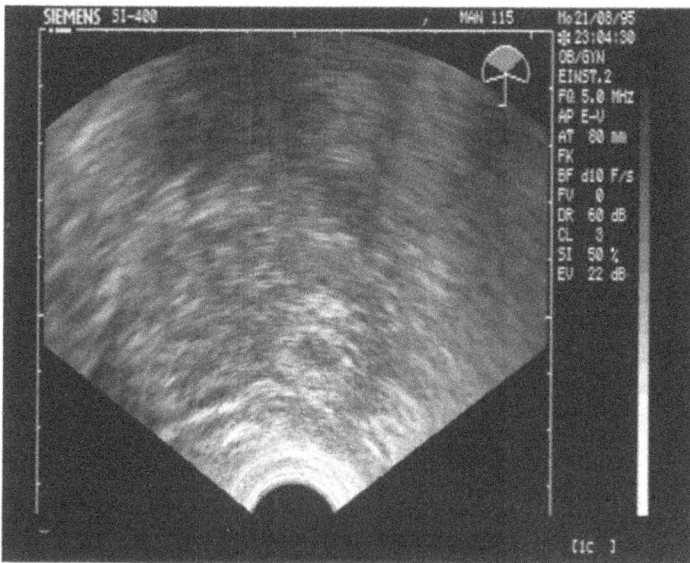

Man erkennt ein inhomogenes echoarmes bis echoreiches, unregelmäßig begrenztes Gebilde. Die Abgrenzung zur Umgebung ist schwierig.

DD: Hämatosalpinx
eingeblutete Ovarialzyste
Endometriom.